ブックレット新潟大学

失った体への対応

―移植・人工臓器から再生医療まで―

高橋　姿・柴田　実 ほか

新潟日報事業社

も く じ

第1章　角膜移植と眼内レンズ　　　阿部　達也　………　4

第2章　鼓膜再生から人工内耳まで　高橋　姿　………　14

第3章　腎移植とネットワーク　　　秋山　政人　………　24

第4章　肝移植と小腸移植　　　　　佐藤　好信　………　32

第5章　人工股関節置換術　　　　　遠藤　直人
　　　　　　　　　　　　　　　　徳永　邦彦
　　　　　　　　　　　　　　　　遠藤栄之助
　　　　　　　　　　　　　　　　伊藤　雅之　………　41

第6章　心臓の働きを補う
　　　　―ペースメーカーから心血管再生医療まで―
　　　　　　　　　　　　　　　　小玉　誠　………　51

第7章　再建外科　　　　　　　　　柴田　実　………　58

第1章　角膜移植と眼内レンズ

■　総論

　眼は外界からの光を受容し、脳に伝達する感覚器です。人間が外界から受け取る情報の約80％は、視覚情報であるといわれています。このように眼は多くの情報を伝えるだけでなく非常に精巧で鋭敏な器官であり、病気やけがなどでその一部の組織が障害されただけで重い視覚障害が発生することがあります。眼科領域では失われた視力を回復するために、比較的古い時代からさまざまな外科的治療の試みがなされてきました。本章では眼の組織のうち、角膜と水晶体を取り上げ、それぞれの疾患に対して先人たちが積み重ねて来た手術方法の進歩を「機能回復」という観点から考えます。

■　解剖

　眼の構造はカメラに似ているとよくいわれます。しかしこれは誤りで、カメラが眼の構造に似せて作られているというのが正しい言い方です。カメラのボディーは強膜、絞りは虹彩、フィルムは網膜にそれぞれ相当します。また、視神経は脳に情報を伝えるコードに相当します。今回取り上げる角膜と水晶体はレンズに相当します。従って、角膜移植も眼内レンズも「カメラのレンズ交換」と考えると理解しやすいと思います（図1）。
　角膜と水晶体に共通する特徴は、(1)光の通路である、そのため(2)透明な組織である（正常な角膜および水晶体には血管は1本もありません）、(3)凸レンズの作用をもつことの3点です。角膜の特徴としては、眼球の

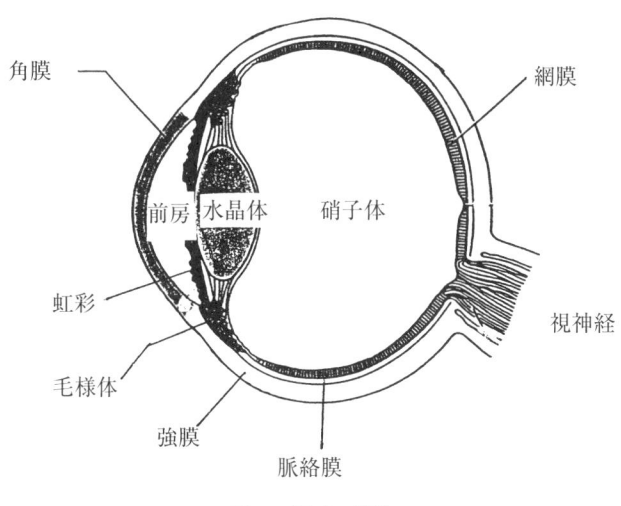

図1 眼球の構造

外壁の一部を形作っていることが挙げられます。その形は皿状ですが、手術などで形にゆがみが出ると乱視を生じます。厚さは0.5〜0.7mm程度です。水晶体は遠くの物も近くの物も見える作用である調節力をもっています(カメラではピント合わせに相当します)。水晶体の構造は中心に核があり、その周りを皮質が覆っています。さらに外側には囊(のう)があり全体を包んでいます（ミカンの房にたとえると、種が核に、皮質が果肉に、囊がふくろに相当します）。

■ 白内障手術

　白内障は、本来透明な水晶体に濁りが出てくる疾患で、その多くは加齢によるものです。英語ではcataractといい、別の意味に大滝、豪雨、洪水など大量の水の飛沫(ひまつ)でかすんだ状態を指します。このように白内障

による視覚障害は、水晶体の濁りのためにボーッとかすんだ状態になります（図2）。

　白内障手術は今から2000年前のインドで行われていたという記録があります。ローマ時代の医学者Celsusは自分の行っていた手術方法を記載しています。その方法は、白内障を眼球の外に取り出すのではなく、その後ろの硝子体(しょうしたい)の中に沈下させる方法でした。白内障を眼球の外に摘出する方法は、1750年にフランス人のDavielが初めて行ったものの、手技が難しくなかなか普及しませんでした。

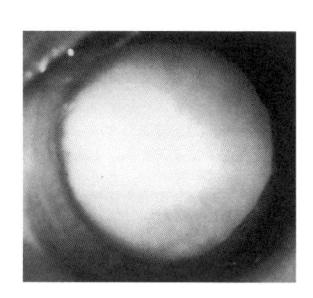

図2　白内障

　わが国の眼科は、扁鵲(へんじゃく)や華陀(かだ)という人たちによって中国に伝えられたインドの眼科が、さらに隋、唐代の漢方医学の影響を受けて伝来したものと考えられています。これらの眼科の知識は、仏典とともに日本に伝えられました。眼の病気に御利益のあるといわれるお寺が現在も日本各地にあるのはこのためです。日本最古の医書とされる『医心方』(丹波康頼編、984年)には「治目清盲」の項目で既に白内障手術が取り上げられています。その後の眼科の主流をなしてきた馬嶋流諸派をはじめ、そのほかの眼科諸流派の秘伝書には、白内障手術について「針立て」という名称で簡単な記載があります。しかしそのほとんどは口伝や一子相伝であり、詳しい内容は明らかではありません。

　白内障を嚢ごと摘出する嚢内摘出法はDaviel以降19世紀に発達しました。手術方法として完成したのは第1次世界大戦から第2次世界大戦にかけての時代で、当時、白内障手術としてはこれ以上の進歩はないだろうと考えられていました。しかし大きな問題点がありました。確かに

手術前よりも視力は向上しますが、水晶体という凸レンズが失われるためその眼は強い遠視になり、そのままでは健康なときの視力とは程遠い状態にあります。何らかの方法で視力を矯正する必要があります。

　視力を矯正する方法としてまず考えられるのが眼鏡です。強い凸レンズをかけると、その網膜に映る像の大きさは30％拡大して見えます。身長170cmの人は、手術後に強い凸レンズをかけた眼で見たときは220cmの高さに見えます。従って、手術を受けていない眼で見える像と大きさが一致せず、ものが一つに見えない状態になってしまいます（これを不等像視といいます）。つまり、片眼だけ手術をした場合には眼鏡による矯正は事実上不可能です。また、両眼を手術し両眼に強い凸レンズをかけた場合、レンズの収差のために視野の中に見えない部分ができます。このため横から急にものが飛び出してくるように見え非常に危険なことがあります（これをびっくり箱現象といいます）。さらに、実際よりも物が大きく見えるため、距離を誤認しやすくなります。その結果、横断歩道を満足に渡れないなどの支障が出てきます。眼鏡矯正によるハンディキャップとして、周辺視野の消失によって偶発事故にさらされる危険性があること、眼鏡矯正をしている人は生産性が低いと雇用者から敬遠され社会復帰が果たせないなどの社会的問題が発生するに至りました。

　次に試みられたのがコンタクトレンズによる矯正です。眼鏡による矯正で起こってくる視覚障害は解消されましたが、新たな問題が出て来ました。それは、高齢者が多いため自分でコンタクトレンズを取り扱うことが難しいという点です。たとえ取り扱いが可能であっても、コンタクトレンズを外した瞬間に見えなくなってしまうジレンマに陥ってしまいます。また、コンタクトレンズ紛失による経済的負担が大きいという側面もあります。これらの理由によって装用中止になり、せっかく手術を

受けたのに矯正できないことがしばしばありました。最後までコンタクトレンズによる矯正を続けられる人は、手術を受けた人全体の50%にすぎないといわれています。

　最後に登場したのが眼内レンズです。これは、コンタクトレンズによる問題点を解決するために研究開発がなされてきました。具体的には、白内障を取り除くと同時に眼球内の水晶体に相当する位置に人工レンズを挿入する方法です。しかし、その歴史は意外と古くまでさかのぼります。カサノバは、1766年にワルシャワでTadiniという眼科医からきれいに研磨された水晶のような小玉を見せられ、「水晶体の代わりにこの小玉を角膜の下に移植することができる」といわれたことを記録しています。ただし実際にどのような手術が行われていたかのは分かりません。また、ドレスデンの宮廷眼科医であるCassamataが1795年に「角膜を切り開きガラスのレンズを眼の中に挿入した。しかし眼の底に落ちてしまうので、水晶体の代わりにはならないことを悟った」という記録が残っています。

　近代的で本格的な眼内レンズの開発は第2次世界大戦後に始まりました。第2次世界大戦中イギリスの空軍部隊の隊員で、飛行機のアクリル製の窓が割れてその破片が眼球内に入った人もいました。しかしこの異物は眼球内で炎症反応や異物反応を引き起こしませんでした。イギリスのRidleyはこの事実に注目し、アクリル製の眼内レンズを開発し、1949年に初めての手術を行いました。そのきっかけは、白内障の手術見学をしていた学生からの「なぜ取り除いた水晶体をレンズで置換しないのですか」という素朴な疑問でした。眼内レンズは戦争の思わぬ副産物であると同時に、素人のアイデアであるといえます。その後、レンズデザインの改良がなされ、素材としてはポリメチルメタアクリレート（PMMA）

が主流となりました。白内障手術の方法としては、眼内レンズを載せるための後嚢を残す嚢外摘出法がとられるようになりました。しかし水晶体の核を眼球外へ取り出すために10mm以上角膜周辺を切開し、そのあとを縫合しなければなりませんでした。解剖のところでも述べましたが、切開や縫合によって角膜の形にゆがみが出ると手術後に乱視を生じます。乱視は物が二重になって見える原因になります。この術後乱視が解決すべき新たな問題となりました。従って、切開はできる限り短く、かつ縫合はなるべく少なくという2点が現代の白内障手術の主な改良点でした。これを可能にした技術革新の一つは、超音波白内障乳化吸引術です。この方法では、超音波により白内障を眼球のなかで小さく破砕し吸引するため、嚢外摘出法のような大きな切開は不要になりました。しかしPMMAレンズは堅いため、これを眼内に挿入するためには最終的にレンズの直径の7mm以上の切開をしなければなりません。この問題を解決するために柔らかい素材のレンズが作られるようになりました。具体的には、シリコンレンズ、アクリルソフトレンズ、ハイドロジェルレンズが挙げられます。これらを折り畳んで眼内に挿入することによって、最終的な切開の長さを3.2mmから3.5mmにし、縫合もしなくて済むようにすることができました。この最終的な到達点を小切開無縫合手術といいます。しかし、作り物のレンズであるために焦点が1カ所にしか合わない、まぶしさ（グレア）などレンズの性能に起因する新たな課題が出てきました。前者に対応して最近では、遠くも近くも見られるような、多焦点レンズも発売されています。さらに将来の矯正方法としては、ヒトの水晶体により近い素材で機能も劣らない人工レンズの開発が模索されています（図3）。

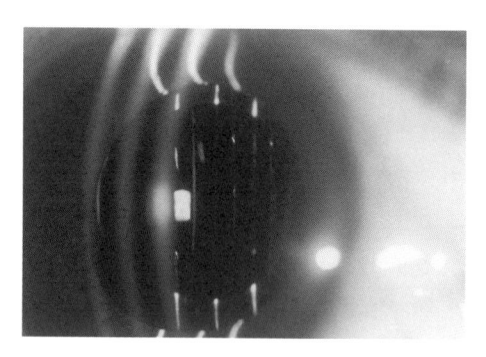

図3　眼内レンズを挿入された眼

■　**角膜移植**

　角膜の感染症、変性症、外傷などによる角膜の濁りは視力障害の大きな原因となります。

　角膜の濁りの治療法の一つに、切除という方法があります。角膜切除を最初に試みたのはギリシャ人の Galen でした。切除範囲が比較的狭く浅い場合には、その後の創傷治癒である程度までの回復は可能です。しかし、切除範囲が広い、あるいは深くなると角膜表面が凸凹になり強い乱視が生じてきます。また、本来厚さが 0.5～0.7mm 程度しかない角膜を削ると組織としては非常に弱くなってしまいます。従ってこの方法単独では有効な治療法とはなり得ませんでした。

　角膜を除去した後にできた欠損部分を別のもので補う必要があります。その代表的な方法が角膜移植です。濁りのある角膜の比較的表面に近い部分だけを削った後に正常な角膜の移植を行うものを表層角膜移植と言います（図4、図5）。濁りのある角膜を完全に取り除いてしまい、そこに正常な角膜の移植を行うものを全層角膜移植と言います。

　角膜移植が最初に行われたのは、フランス革命が起こったのと同じ

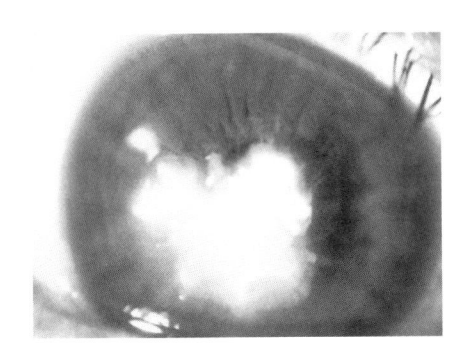

図4　角膜中央の混濁（手術前）
視力は眼の前で振った手の動きがやっと分かる程度

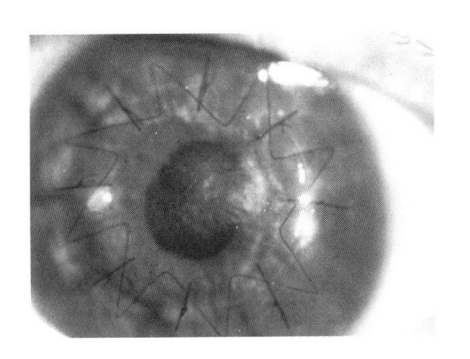

図5　角膜移植後。視力は 0.4 に回復した

1789 年でした。Pelliere de Quengcy がガラス製の人工角膜を用いてこの最初の手術を行いました。わが国では高橋江春が 1892 年に行ったのが最初でべっ甲製の人工角膜を用いました。海外でも我が国でも最初の手術に人工角膜が用いられたのは興味深いことですが、いずれの場合も生体への適合がうまくいかずこの方法はすぐに用いられなくなりました。

ヒトからヒトへの表層角膜移植が初めて成功したのは 1840 年のことでした。1877 年に Hippel が円形トレパンという手術器具を開発してから、角膜移植の技術は飛躍的に進歩しました。1906 年にはオーストリアの Zirm が初めて全層角膜移植を成功させましたが、その後普及するには至りませんでした。その理由は、移植に使用された角膜が、外傷など眼のほかの病気が原因で失明した眼球から得られた角膜であったからです。すなわち生体角膜移植であったためです。わが国でも、1905 年に水尾源太郎によってヒトからヒトへの表層角膜移植が、1926 年には越智卓見により全層角膜移植が行われましたが同じ状況でした。

　1928 年にソビエトの Filatov が、死体から得た角膜を使用した全層角膜移植について報告を行いました。当時としては極めて画期的なことであり、これを契機に角膜移植は実用的な眼科手術の一つとして認められるようになりました。後に Filatov は 1955 年までに 3500 例の移植手術を報告しています。

　これに対応して、社会的にも変化が見られるようになりました。1945 年、ニューヨークに世界初となるアイバンクが設立され、ヨーロッパ各国に広まりました。日本では 1958 年に「角膜移植に関する法律」が施行されました。また、1963 年からはアイバンクが各地に設立されるようになりました。1979 年に「角膜および腎臓の移植に関する法律」が施行されました。さらに発展して 1997 年には「臓器の移植に関する法律」となり、現在に至っています。

　現在、わが国の角膜移植医療が抱えている問題点の一つはドナー不足です。これまでの眼球提供総数は 2 万 3178 人（4 万 2464 眼）であり、100 万人を超える人々が献眼登録をしています。2001 年度に日本国内で 1716 件の角膜移植手術が行われました。同時に角膜移植を待機してい

る患者さんは5699人います。従って、これらの方々が全員角膜移植を受けるためには、2001年度のペースで行くと、あと3年かかる計算になります。現在、視覚障害者は国内で約25万人おり、そのうち角膜の障害が原因である方は約2万5000人と推定されています。この人々全員に角膜移植を行うためには、約200万人のドナー登録が必要であると推定されています。また全員が角膜移植を受けるためには、2001年度のペースで約15年かかることになります。

　ドナー不足を解決する方法の一つとして人工角膜の開発が進められています。人工角膜へのアプローチとしてはまずPMMAなどの工学的材料による方法が挙げられます。しかし、眼内レンズの場合とは異なり、角膜に対する組織適合性の問題がまだ解決されていません。今後の材料の技術革新に期待する部分が多く残されています。もう一つのアプローチは再生医学による方法です。再生医学とは、臓器や組織に通常の方法で治すことのできない形態的、機能的欠陥が生じたとき、組織や臓器を丸ごと移植したり全くの人工代用物を用いたりするのではなく、本来人体がもつ再生能力を生かすことで復元を図る医療をいいます。眼科領域における再生医学としては、まず細胞移植として角膜上皮細胞、角膜内皮細胞の移植が挙げられます。ティッシュエンジニアリングの手法を用いた人工角膜の開発も進められています。また胚性幹細胞（ES細胞）、体性幹細胞からの角膜再生が可能になれば、ドナー不足のみならず拒絶反応などの角膜移植に関する多くの問題点が一挙に解決される可能性があります。このように、人工角膜から始まった角膜移植の歴史はヒトからヒトへの同種移植の時代を経て、再び人工角膜へと向かいつつありますが、まだその端を開いたばかりです。　　　　　　　　　　（阿部達也）

第2章　鼓膜再生から人工内耳まで

■　はじめに

　ヒトが生きていくために会話は極めて重要ですが、聞こえが悪くては会話による意思の疎通は困難となります。難聴は音声障害や言語障害と同様、コミュニケーション障害です。さらに問題なのは、難聴者をその外見から判断できないことです。そのため聞こえの障害があることを他人に理解されず、対人関係にトラブルが生じることがしばしば起こります。

　われわれ耳鼻咽喉科(いんこう)医は難聴を「見えないコミュニケーション障害」として考え、難聴がある人たちが良好な聴力を獲得するために、聞こえの再生医療の発展に努めています。

■　耳の構造

　ご存じのように耳の外の部分には耳介があり、集音器として重要な役目をしています。その中には外耳道の入り口が開いています。外耳道は約3cmの深さで、奥に鼓膜があります（図1、図2）。鼓膜はだ円形をしている薄い弾力のある膜で、その長径は約1cmです。正常では薄いすりガラス状で、中の様子をある程度観察することができます。

　鼓膜の奥は中耳と呼ばれる部屋になっています。この部屋は耳管という管で鼻と交通しています。耳管の役目は主に中耳の換気です。中耳の重要な構造物は耳小骨と呼ばれる音の振動を伝える小さな3つの骨です。その形から鎚骨(つちこつ)、砧骨(きぬたこつ)、鐙骨(あぶみこつ)と呼ばれます。

　中耳のさらに奥が内耳です。音のエネルギーは鐙骨から内耳に入りま

第 2 章　鼓膜再生から人工内耳まで　　*15*

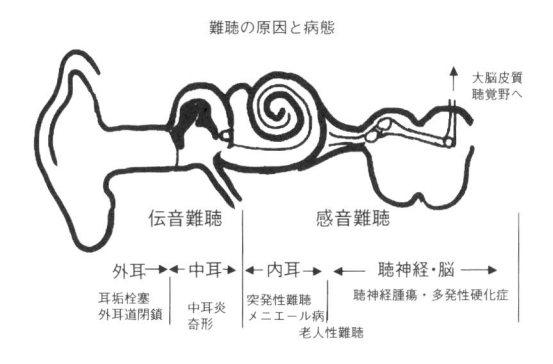

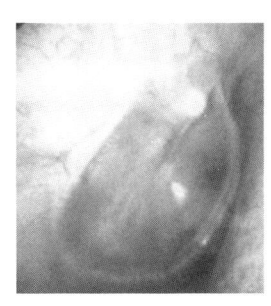

図1　右耳の断面図（区分と代表的な病気を示す）　　図2　正常な鼓膜（右耳）

す。内耳には音のエネルギーを電気信号に変える蝸牛と、体の平衡感覚を担当する前庭があります。音を電気信号に変換するのは感覚細胞です。感覚細胞はその電気信号を内耳神経に伝え、さらに脳幹から脳内の中枢聴覚路へと伝わっていきます。

■　聴力の評価

　聞こえの評価はオージオメータという機械により行います。だれでも一度は受けたことがあると思いますが、防音室で耳にヘッドホンをかけて行う検査です。音の高さは125Hz、250Hz、500Hz、1000Hz、2000Hz、4000Hz、8000Hzの7種類の周波数を用い、音の強さはdBという単位により正弦波形の純音を用います。周波数ごとに聞こえうる最も小さい音を測定します。その結果をオージオグラムに書きます（図3）。

　特に500Hz、1000Hz、2000Hzの周波数は会話を聞き取るために重要な音域です。一言で難聴の程度を表現する場合には、この3周波数の平均値で言います。例えば「500Hzが40dB、1000Hzが35dB、2000Hzは

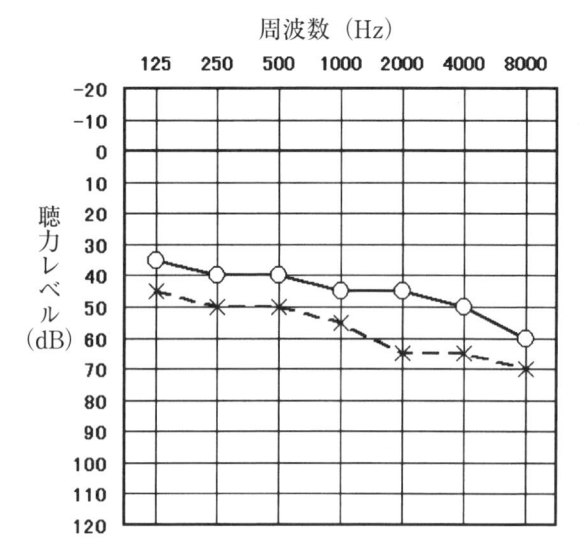

図3　オージオグラム（○は右耳、×は左耳を表す）

50dBなので平均聴力は41.7dBである」となります。一般的には21～40dBを軽度、41～70dBを中等度、71～90dBを高度難聴、91dB以上をろうと評価します。両耳の聴力がそろって70dB以上の難聴となると聴覚障害としての身体障害者手帳が交付されます。

　そのほか、言葉の聞き取りを調べる語音聴力検査、音に反応する内耳神経の電気信号や脳波を測定する聴性脳幹反応、幼児が遊びながら音の反応をテストする検査等々、さまざまな聞こえの検査があり、患者さんの年齢や聞こえの種類、程度に応じて組み合わせて行います。

■　聞こえを障害する主な病気
１）外耳道の病気
　だれでも知っている難聴の原因に耳垢があります。ただし、耳栓のよ

うに詰まった状態にならないと難聴にはなりません。

　生まれつき外耳道がない、あるいは極端に狭いために難聴になることがあります。先天性外耳道閉鎖症と呼びます。同時に耳介も小さく変形（小耳症）していることがしばしばです。耳介の形成と同時に外耳道と鼓膜をつくって聴力の改善を図ります。

２）中耳の病気

【急性中耳炎】単に中耳炎と言えば、この急性中耳炎を指すほど頻度が高く、５歳までには約４割がかかります。風邪で鼻の奥に繁殖した細菌が、乳幼児の未熟な耳管をさかのぼって中耳に入り発症します。膿のため鼓膜は腫れて痛みが生じ、破れると耳だれになります。治療により多くは良好に治りますが、次の滲出性中耳炎や慢性中耳炎に移行することもあります。

【滲出性中耳炎】幼稚園児に多い病気で、鼓膜全体が軽く陥没して中耳に滲出液がたまる病気です。痛みや耳漏はありません。水のようなものから膠状までさまざまな液の種類により難聴の程度が変わります。①急性中耳炎の炎症が慢性化、②肥大化したアデノイドが耳管を圧迫する、③急性中耳炎が適切に治療されなかった――などが原因です。

　難聴は比較的軽度で、経過もおおむね良好ですが、小児期に長期間難聴でいることは教育面、情緒面から問題です。鼓膜を切開して滲出液を除き、チューブを留置して良好な聴力を維持します（図４）。

【慢性中耳炎】急性中耳炎で鼓膜に空いた穴が、炎症が治まった後も残った状態です（図５）。鼓膜穿孔のため容易に感染を繰り返します。治療の基本は鼓膜の再生と中耳の再建ですが、最近では鼓膜の再生手術のみで済むことが多くなりました。

【真珠腫性中耳炎】滲出性中耳炎から鼓膜の一部が中耳に深く入り込み、

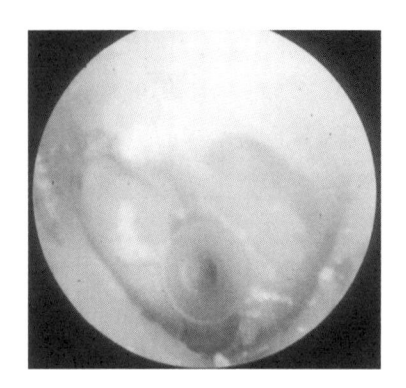

図4 チューブを留置した左鼓膜
チューブの直径は 3 mm

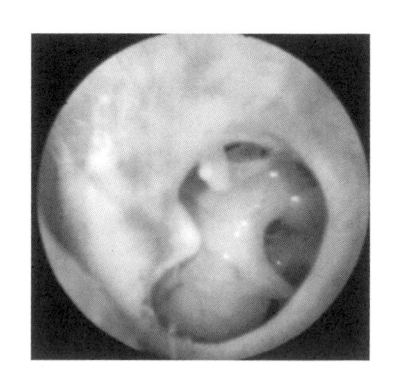

図5 左慢性中耳炎の鼓膜
鼓膜の穿孔を認める

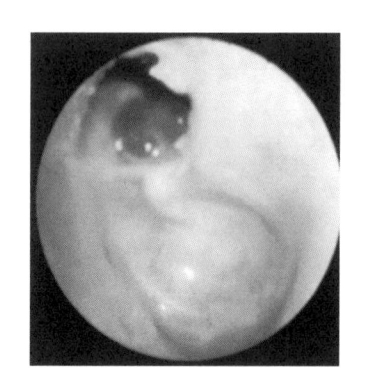

図6 左真珠腫性中耳炎
鼓膜の上部が深く陥没している

骨を壊しながら拡大していく中耳炎です(図6)。進行してから症状が現れることが多く、難聴、耳漏、めまい、顔面神経まひ、時には脳膜炎などを起こす場合があります。手術以外に治療法はなく、再発も多いので注意が必要です。

【耳硬化症】鐙骨と内耳の接合面が、周囲骨組織の増殖により可動性が

損なわれて難聴となる病気です。原因は不明ですが、欧米では耳手術の半数を占めます。新潟大学の耳鼻咽喉科では全耳手術の10％程度ですが、増加傾向にあります。

【中耳耳小骨奇形】先天性の耳小骨連鎖の障害による難聴です。耳硬化症と同様に鐙骨の動きが悪くなる場合と奇形のため砧骨と鐙骨のつながりが絶たれている場合があります。

【外傷性鼓膜穿孔・耳小骨離断】外傷により鼓膜が破れたり、耳小骨の連鎖が外れたりして難聴が生じます。交通事故、耳かき使用中のトラブルなどが原因になります。

3）内耳の病気

内耳から奥の傷害が原因で難聴になるものも中耳と同様に多数ありますが、ここでは手術により聞こえの回復の可能性がある病気について述べます。

【高度感音性難聴】新生児では先天性の遺伝性難聴、先天性風疹症候群があります。生まれてからは細菌やウィルスによる髄膜炎の後遺症としての難聴、原因不明な進行性の難聴や突発性難聴などがあります。

病気により途中から聞こえなくなった場合、あるいは中耳炎が内耳に波及して高度な感音性難聴となった場合で、補聴器の効果がないときには人工内耳の適応を検討する価値があります。先天性の重度難聴の幼児については人工内耳が唯一効果的な治療である場合があります。ただし、成人してからでは人工内耳の効果が得られない場合があり、注意が必要です。

【外リンパ瘻】新しい概念の病気で、内耳と中耳の圧平衡の破たんにより内耳を満たす外リンパ液が中耳に漏れ、蝸牛の感覚細胞が傷害されて難聴になる病気です。きっかけは鼻かみやいきみ、潜水や航空機の離着

陸などの急激な圧の変化が内耳や中耳に加わった時で、パチッという破れるような音がその前に聞こえたり、水が流れるような耳鳴りを伴ったりしますが、誘因がなく発症する場合もあります。

症状として難聴はもちろんですが、(水の流れるような) 耳鳴り、めまいなどがあります。聞こえやめまいの精密な検査を行って外リンパ瘻が強く疑われたら、積極的に手術を行います。

■ 聴力改善の手術

【鼓膜の再生】慢性中耳炎や耳かきで突いて鼓膜にできた穴が閉じないときに行う手術を、鼓膜形成術と呼びます。最近では2〜3泊の短期間の入院で、耳の穴から鼓膜の再生手術を行うこと(耳内法)が可能で、患者さんの負担も少なくなってきています。中耳に強い病変が無いことが前提ですが、CT検査で正確に把握できるようになりました。

局所麻酔でも全身麻酔でも可能です。①耳後部の皮下から鼓膜に移植する組織を採取、②移植片を圧迫して伸展・脱水、③鼓膜穿孔縁に沿って薄く切除して新鮮化、④移植片を中耳内に挿入して中から穿孔部に密着、⑤ヒト用の糊（フィブリン糊）で固定、の手順です。

鼓膜の穿孔が大きいときや中耳の中を点検・清掃する必要があるときには耳介の後ろに沿った皮膚切開をします（耳後法）。中耳は広く開放され、清掃が安全・確実にできます。この場合の鼓膜再生法は、耳の穴からやる方法と同様な方法と、鼓膜を二枚にはいで移植片をサンドイッチにする方法の二種類があります。穿孔の大きさや残存鼓膜の性質で使い分けます。

【耳小骨連鎖の再建】慢性中耳炎や真珠腫性中耳炎では鼓膜穿孔のみならず耳小骨のつながり（連鎖）の障害もしばしば起こります。生まれつ

き耳小骨が奇形で連鎖の障害を持っていることもあります。

　耳小骨連鎖の再建方法ですが、まず耳後法の皮膚切開により中耳を広く開放して耳小骨を点検、連鎖障害の原因を確認します。周囲と癒合しているだけなら切り離して再癒合を防ぐ処置を行いますが、離断している場合には代用物で補てんします。補てん材料には患者自身の耳小骨、他の部位から取った骨や軟骨に細工して使用する場合と、セラミックの人工耳小骨を使用する場合があります（図7）。

【鐙骨手術】耳硬化症や先天性の鐙骨固着症が適応となります。非常に微細な手術で、特に耳手術に習熟した術者が行います。①耳内法で外耳道皮膚を切開し、そのまま鼓膜を前方に剥離、中耳を開放、②鐙骨の固着を確認して鐙骨の上部構造のみを除去、③鐙骨の底板に錐で約0.8mmの

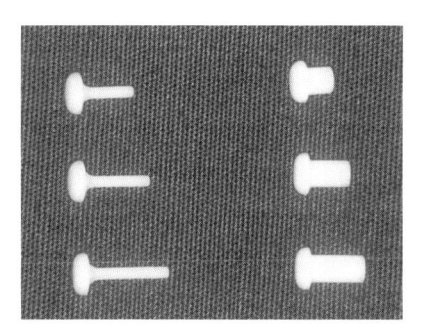

図7　セラミックの人工耳小骨

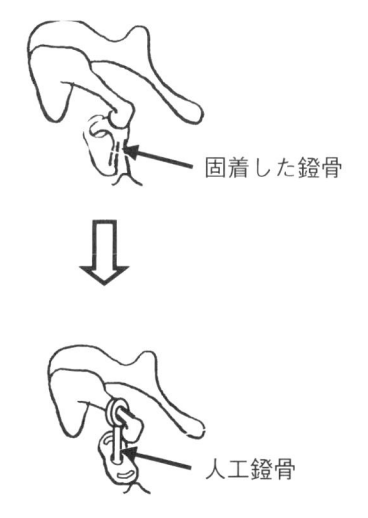

図8　固着した鐙骨を人工鐙骨に取り替える

穴を内耳に開ける、④開窓部に人工鐙骨（長さ約4mm、直径0.6mm）を挿入、他端を砧骨にかける（図8）、⑤周囲を吸収される素材で巻きフィブリン糊で固定、⑥鼓膜を元に戻す、の行程で終了です。

【外リンパ瘻閉鎖術】鐙骨手術と同様な方法で中耳を開放しますが、鐙骨だけでなくそのすぐ下方にある正円窓という、内耳に入った音のエネルギーが中耳に戻る部位も確認します。ただちにリンパ液の漏出が認められることもありますが、頭を下にしたり、首の静脈を軽く圧迫して頭部を軽くうっ血させたりすると分かることがあります。瘻孔（ろうこう）を認めたら患者さんの腱（けん）や筋肉のごく小片を用いて閉鎖します。

外リンパ瘻は再発することがあります。予防のため術後数カ月は鼻を強くかむことや、力仕事およびいきみを伴う作業を控えてもらいます。

【人工内耳手術】人工内耳は内耳の働きを代行する人工臓器です。蝸牛に代わって音を電気信号に切り替え、聴神経に直接音の情報を入れます。わが国で約3000人、世界では4万人以上にすでに手術が行われています。手術で耳内に植え込む「インプラント」と体外の「スピーチプロセッサ」からなります（図9）。スピーチプロセッサでコンピューター処理された音の情報は、無線でインプラントに送られ、インプラントから蝸牛の中に挿入された「電極」を通して聴神経に電気信号として伝えられます。

手術は、入院のうえ全身麻酔で行います。基本的手技は耳後法の慢性中耳炎や真珠腫性中耳炎の手術と同様で、電極を蝸牛に挿入する操作だけが追加されます。手術後1～2週間で人工内耳のスイッチを入れます。その後も装置の調整や聞き取りのリハビリテーションが重要です。人工内耳での聴力は通常の会話を聞き取ることのできる軽度から中等度の難聴相当になります。電話での会話ができるようになる方もいます。

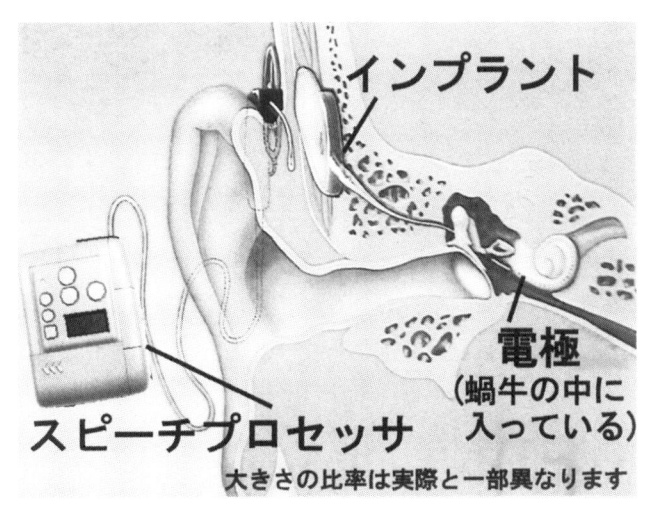

第2章 鼓膜再生から人工内耳まで　23

図9　人工内耳の装着図

　補聴器は音を拡大して耳に入れる機械なので、音を受け取る内耳の働きが残っている必要があります。一方、人工内耳は音を電気信号にして神経に直接入れるので、内耳の働きが完全に失われた方に適しています。したがって、補聴器の効果がある方は人工内耳の対象にはなりません。人工内耳治療にかかる費用は、健康保険の適応や高額医療助成制度などにより、手術した月でも数万円程度の自己負担で済みます。（高橋　姿）

第3章　腎移植とネットワーク

■ **腎移植の歴史**

　わが国の腎移植は1956年、新潟大学の楠隆光教授らによって行われたのが最初です。これは生体腎移植で、ドナーは突発性腎出血の患者さんでした。現在では投薬や外科的な手法で治せる病気ですが、当時は腎臓を摘出して治療をしました。すなわち、出血しているだけで機能には問題がなかった腎臓を使用して行われた腎移植でした。この時代は拒絶反応のメカニズムの解明や免疫抑制療法の学問的蓄積が薄いころで、今日では当たり前のように行われている腎移植とは質が違うものでした。いわば、人工腎臓的に行われた移植であったといっても過言ではありません。

　目を世界に向けてみると1936年、ロシアのボロノイが薬物中毒で腎機能の低下した患者さんに施行したのが世界初の腎移植でした。以降、20年の間、いろいろな研究者が腎移植の研究に没頭し、それらの成果が積み重なって、最初の壁である、拒絶反応をどのように抑制するかを解明してきた過程があります。当時、「一卵性双生児では成功する」という認識が一般的な時代であり、このころに日本で腎移植が施行されたことは、非常に価値のあることだったのは言うまでもありません。

■ **腎移植の現況**

　日本での腎移植は、2001年全国のまとめによると、家族間などで行われる生体腎移植が551例、死体腎移植（以下；献腎）が135例の計702例です（図1）。欧米では年間1万4,000例と、数の面では到底及ばない

図1　腎移植数の推移

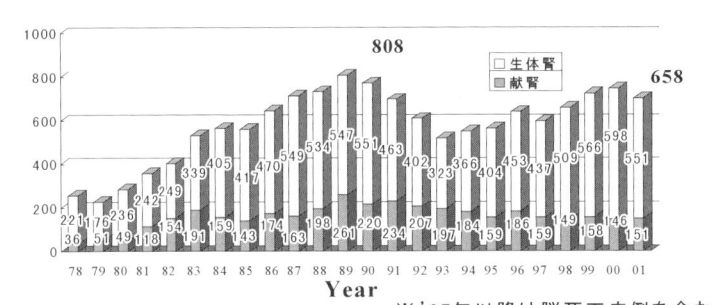

※'97年以降は脳死下症例を含む

1. 患者生存率	
1年	: 90～95%
5年	: 80～90%
10年	: 70～80%

2. 腎生着率(移植腎が機能して生活している率)	
1年	: 80～95%
5年	: 70～80%
10年	: 60～70%

表1　腎移植の成績

にしても、今や当たり前に行われている治療であることは確かです。

新潟大学および関連施設の現況としては、高橋公太教授（日本の腎移植、さらにABO式血液型不適合腎移植の第一人者）が新潟大学大学院腎泌尿器病態学分野に赴任して以来、約7年間で131例（1995年～2002年4月）に及んでいます。このうち、困難とされているABO式血液型不適合腎移植は16例という症例数を示し、新潟大学はわが国の腎移植分野ではパイオニア的存在であるといえます。そしてもはや腎移植の治療手法や安全面などは確立され、成績を見ても5年生存率では80％～90％、5年生着率では70％～80％と、ほかの外科手術と遜色ない状況です（図2）。

これら腎移植が高成績なのは、「腎移植は集学的治療である」ということを常々念頭に置いて実践しているからだと、ここに強調しておきます。つまり、新潟大学の場合、一人の腎移植患者に対し泌尿器科と第二内科、小児の場合は小児科と複合主治医制をとっており、また、消化器関連教

室や婦人科、臨床薬剤師などほとんどすべてのセクションがかかわって治療に参加しているのです。

　このように腎移植の治療が確立していくなか、生体腎移植や献腎移植の件数は、全国で年間600例から700例です。とりわけ献腎提供は、全国で献腎移植希望登録患者約1万3000人に対し、年間140例前後しか行われていないという低迷な現状にあり、危機的状況といっても過言ではありません。

■　献腎移植を増やす〜新潟県の取り組み〜

　法の整備という観点で見るわが国の臓器移植は、1958年に施行された「角膜移植に関する法律」に基づく心停止後の眼球提供に始まります。その後1979年、「角膜及び腎臓移植に関する法律」が施行され、献腎移植もスタートしました。

　このころ、各地域の移植医を中心に各都道府県単位で移植医療の普及啓発が行われており、献腎数は一定の成果を収めていました。

　1995年、国民に対する公平公正な臓器分配と、移植医療の透明性の確保を目的に㈳日本腎臓移植ネットワークが設立され、その後1997年、「臓器の移植に関する法律」の施行に伴い㈳日本臓器移植ネットワークに改

- 1958年『角膜移植に関する法律』
- 1979年『角膜及び腎臓の移植に関する法律』
- 1997年『臓器に関する法律』
  心臓死下：家族の同意
  脳死下：本人と家族の同意（本人の同意は生前に文書）

表2　移植に関する法律

組されました。ようやく、脳死下多臓器提供の幕開けとなったわけです。しかし、これまで行われてきた心停止下の腎提供は下降の一途をたどり、今や危機的な状況に陥っています。この原因の一つに、ネットワークの設立骨子である「公平公正」の名のもと、啓発の場から移植医が撤退したことにあります。すなわち、移植医が救急施設などに出入りすること、イコール「移植がしたいからではないか」などの誤解を生む可能性があり、移植医は啓発の現場から姿を消さざるを得なかったのです。このことは、移植医にとっても不本意であったと推察されます。むしろ、透析患者の苦悩を肌で感じ、さらに移植医療の尊さを承知している存在である移植医の撤退は、普及啓発の観点からも大きな損失でした。

その移植医に代わり、臓器移植コーディネーターが啓発に当たるようになりました。しかし名称も浸透していない者が、突然、救急施設に行って普及啓発をしても、ただでさえ多忙な救急医は取り合うはずもありません。

そこで新潟県は「初心に帰る」ことを主眼に、移植医と県コーディネーターが共同して普及啓発および地域システム作りに取り組み、次第に世間の理解も得られるようになり、一定の成果を挙げてきました。

■ 普及啓発の現況

新潟県の土壌面積は全国で5番目に広く、人口は約250万人、地域構成は県土を3つに区分し、南から北にかけて順に上越、中越、下越と称しています。県内における移植関連機関は、脳死下臓器提供要件充足施設が7病院あります（念のため、心停止後の腎提供は手術室があればどこでも行うことができる旨を付言しておく）。また、腎移植施設は5病院、脳死下小腸移植施設が1病院あります。県内の腎移植の現況はというと、透析患者数

が2000年度末で3700人、このうち献腎移植希望登録者は約420人にも及んでいます。つまり、透析者数に占める献腎移植希望登録者の割合は約12.2%と全国でも有数の高値を呈しているのです。

一方、献腎移植の実績は1995年4月から2001年7月10日までで摘出8腎、移植22腎であり、移入超過県となっています。この提供6腎はいずれも家族の申し出や救急医の個別の対応で得られた結果であり、システムとしての成果ではありませんでした。

地域を挙げて効果的に普及啓発を推進する観点から、移植医、県コーディネーターがワンユニットとなり、新潟県行政の支援のもと、県内の脳死下臓器提供施設および地域の中核病院の院長に対し、院内コーディネーターの設置や県コーディネーターの定期訪問、死亡症例報告の回収システムの確立を協力要請してきました。これをわれわれは「病院開発」と称します。すなわち、救急施設幹部に対し、知名度・身分の不明確な臓器移植コーディネーターを知名度のある移植医が紹介して、移植コーディネーターが啓発活動を行いやすくすること、また、院内コーディネーターが移植医療に関する院外機関との窓口役となり、外部と継続的な関係を築くことができると考えていたのです。さらに臓器移植コーディネーターの訪問が目的とするところは、単に救急医や院内コーディネーターの顔を見に行くだけでなく、救急施設で死亡した患者さんは、医学的に腎提供できる状態であったか否かを個票として提出してもらい、救急の実態把握に努める、という点もありました。

特に救急部や脳神経外科の医師に働きかけ、回復不能患者家族に対して終末医療を決定する際、「消極的治療・積極的治療」という通常の選択肢の提示に加えて「臓器提供の説明を聞くことができる」などの、いわゆるオプション提示でもって、臓器提供意思の抽出に努めてもらいまし

た。さらに、オプション提示の重要性やドナー適応基準の理解、院内コーディネーターとの連携などを強く要請し、県コーディネーターへ情報がスムーズに伝わるように図りました。活動当初の個票提出こそ死亡者のもの、すなわち事後報告に終始しましたが、さらに一歩進んで、事後報告からアクティブ情報伝達となるよう再三要請しました。

■ 活動の結果

　1999年10月から12医療機関に協力要請し、その結果、5医療機関に院内コーディネーターが配置され、研究事業を開始しました。

　1999年10月～2000年2月31日までの集計では、173の個票を収集し、うちポテンシャルドナー（提供可能であろう患者さん）数20例、オプション提示されたものが3例ありました。献腎は無かったものの2例の献眼報告がありました。

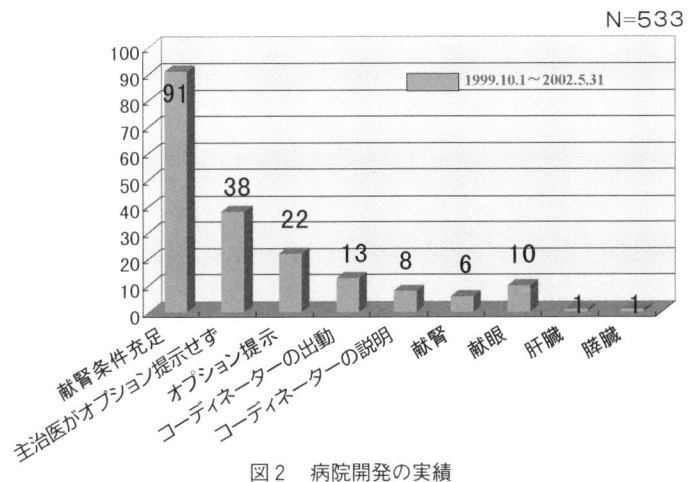

図2　病院開発の実績

さらに 2000 年 4 月 1 日〜2001 年 7 月 5 日までの集計では、277 の個票が収集され、うちポテンシャルドナー数 76 例に増え、オプション提示は 4 例となりました。また県内では約 3 年ぶりとなる献腎が 2 例あり、併せて眼球・組織も提供されました。

■ まとめと今後の展望

　新潟県には、臓器提供を円滑に推進するための地域システムがなく、過去に行われた献腎も家族の申し出や救急医の個別の対応の中で生まれた結果であり、一つのシステムの成果として行われたものではありませんでした。言い換えればこの病院開発は「ゼロからのスタート」に等しい試みでした。しかし、これを進めていくなかで、消防・警察、さらには㈳日本臓器移植ネットワークなどの院外機関との連携が強化されるとともに、地域医療機関において臓器提供システム、とりわけ院内コーディネーター配置の重要性について理解が進みつつあることを強く感じました。

　さらに、わが国の臓器移植コーディネーターが啓発を進める上で最初の壁となる医療機関の扉が、移植医とともに活動することでスムーズに開かれ、ワンユニットによる効果は絶大なものだと実感しました。

　今までの病院開発は、こちら側のお願いに協力していただいているという感が否めませんでしたが、今後はさらにステップアップをして、病院開発をもっと強化していきたいと考えています。まず、各協力施設内で「移植委員会」なるものを立ち上げ、院内において自主的・主体的に病院開発を進め、そこにわれわれが支援していくような体制の構築が一番望ましいと考えます。

　幸いにも、厚生科学研究大島班の研究事業で、欧米諸国にて目覚まし

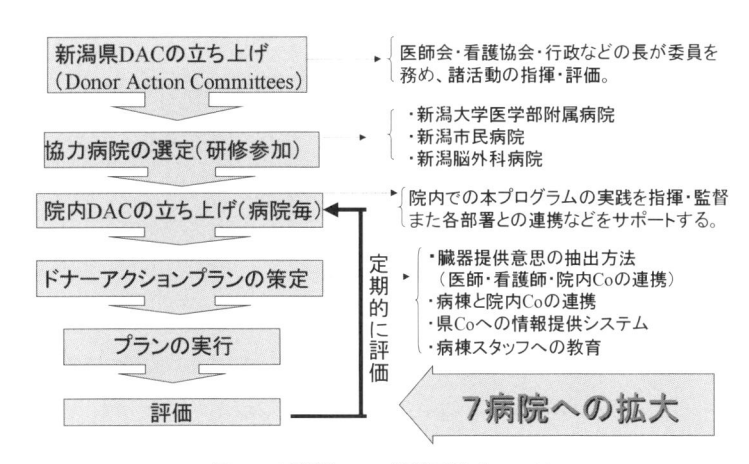

図3　新潟県 DAC 地域展開イメージ

い実績を挙げている「Donor Action Program」をパイロットスタディーとして新潟県と静岡県で行う許可と資格を得ることができました。このプログラムは、いわば「院内の包括的なドナー掘り起こしシステム」の確立です(図5)。院内において臓器提供に関する指導的委員会を発足させ、この委員会をもとに院内コーディネーターが救急現場と情報交換を行うシステムを確立し、そこで得た情報をアクティブに県コーディネーターに伝達できるシステムを構築します。その結果、それが県内のほかの救急施設に広まっていくよう努めたいと考えています。

　病院開発は、社会基盤の構築を伴わなくてはうまくいきません。われわれは新しい手法を導入しながら、移植医、県コーディネーター、院内コーディネーター、行政、患者会、各種支援団体、マスコミの7者一体の活動を、これからも変わることなく推進したいと強く思っています。

　最後に、新潟県行政は病院開発の重要性を高く評価し、これを支援し、県内での定着を図るため、県単独事業としてわが国初の院内コーディネーター設置事業を2001年4月から開始しているということを、付言しておきます。

(秋山政人)

第4章　肝移植と小腸移植

■ はじめに

　失われた臓器の再生、これは人間の死への畏怖と生命に対する飽くなき要求のもと神話の時代から考えられていた概念です。臓器移植はこの地上で人間にのみ許された、命のリレーという神からの贈り物ではないでしょうか。これが実際に医学者の絶ゆまぬ探求努力により現実の医療として開始され、定着、発展しようとしています。新潟大学でも肝移植が1999年3月より開始され、また現在脳死小腸移植の認定施設となっていますが、本章ではその肝臓移植と小腸移植について概説します。

■ 世界と日本における肝移植の変遷について

　肝移植は1963年当時デンバーにいた外科スタツール教授によって行われたのが最初です。当初の成績は悲惨なもので、まさに実験外科とやゆされ社会の強い非難に遭いましたが、あきらめることなく続けられていました。そしてようやく、1980年にこれまでとは違う効果的な免疫抑制剤シクロスポリンAが開発され臨床応用されてからは、その成績は格段に向上しました。移植数も年々、増加の一途をたどっており、欧米ではそれぞれ年間2000例以上の移植が行われるに至っています。むしろこの数年はドナー不足が問題視されているという現状です。

　日本では和田心臓移植への社会の厳しい医療不信感から、脳死に対する長年の議論のなか脳死肝移植への道は遠く、多くの移植を待つ患者さんたちは、欧米の移植センターへ渡るしかありませんでした。そういった厳しい状況のなか、ようやく1989年11月に日本で初めて、島根医科

大学の永末によって胆道閉鎖症の男児に生体肝移植がなされました。世界で初めての生体肝移植は、ブラジル、サンパウロの Raia によって 1988 年 12 月に同じ胆道閉鎖症の女児に行われています。どちらも残念な結果でしたが、これにより日本の特殊な事情下による生体肝移植への《一粒の麦》がまかれたといっても過言ではありません。これらの経験をもとに 1990 年には京都大学、信州大学が続けて生体肝移植プログラムを開始し、現在まで小児を問わず 2000 例を超える肝疾患の患者さんが移植を受けています。現在約 50 施設で最低 1 例の生体肝移植が行われており、新潟大学では 1999 年 3 月よりこれまで 29 例の成人生体肝移植が行われています。肝移植の適応疾患は表 1 に示す通りですが、今後特に年間死

1. 胆汁鬱滞性肝疾患	4. 急性肝不全
先天性胆道閉鎖症	ウイルス性肝炎
Alagille 症候群	ウイルソン病
原発性胆汁性肝硬変	薬剤性肝障害
家族性進行性胆汁鬱滞症	acetaminophen
2. 先天性代謝異常症	halothane
ウイルソン病	soniazid
糖原病（I , IV型）	alproic acid
遺伝性チロジン血症	キノコ中毒
Crigler-Najjar 症候群	その他
α1アンチトリプシン欠乏症	術後肝不全
Niemann-Pick 病	5. 血管疾患
プロトポルフィン血症	Budd-Chiari 症候群
血友病	6. 肝腫瘍（肝に限局した）
その他	肝細胞癌
3. 肝硬変	肝内胆管癌
ウイルス性肝硬変	肝血管肉腫
アルコール性肝硬変	転移性肝腫瘍
特発性肝硬変	その他
薬剤性肝障害	7. 肝外傷
自己免疫性肝疾患	
乳児肝炎	
先天性肝繊維症	

表 1　肝移植適応疾患

亡数3万人といわれるウイルス性肝硬変がもっとも大きな問題となってくるものと考えられます。

次に肝移植手術について説明していきます。

■ 生体肝移植手術

【ドナー手術】肝臓は左右両葉と背後の小さい尾状葉に分かれています。肝の右葉は全体の60〜70％を占め、左葉は30〜40％を占めます。左葉はさらに内側区域と外側区域に分かれており、成人では左葉か右葉、小児では左葉か外側区域が用いられます。肝臓は再生する臓器であり、切除されても1〜2カ月後にはほぼ術前の大きさに再生します(図1)。肝切除は経験の多い肝臓外科医によって行われますが、右葉を提供した場合ドナーに残存する肝は30〜40％となり、危険性が全くないわけではありません。レシピエント(肝移植を受ける患者さん)の成績を上げるためには右葉がベターで、右葉を用いる施設が多くなっていますが、われわれはドナーの安全性を考えて工夫をしながら、なるべく左葉を用いることに

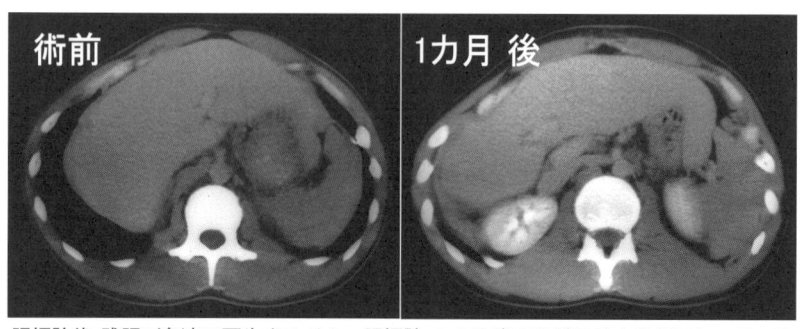

肝切除後、残肝が急速に再生するドナー肝切除。1カ月後でほぼ同じ大きさになっている

図1　ドナー肝の術後残肝再生について

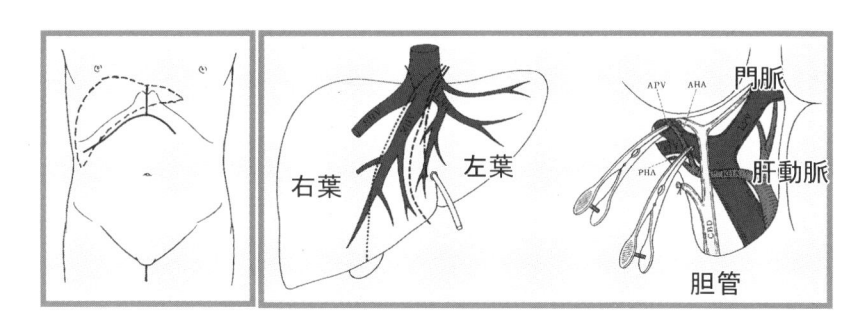

図2　生体肝移植ドナー手術

しています。

　肝は肝静脈、門脈、肝動脈、胆管それぞれ左右に分かれています。これらを切除し肝実質を切除してグラフト肝（移植肝）を摘出します（図2）。手術時間は6時間前後、入院期間は約2週間です。

【レシピエント手術】生体肝移植は、腹部臓器手術のなかでもっとも難しい手術といっても過言ではありません。医師は肝臓外科のエキスパートであり、加えて血管外科のエキスパートでなければいけません。さらに肝不全や腎不全状態で手術に臨むことも多く、麻酔科、腎臓内科、肝臓内科、そして看護師との連携も含めて、病院のレベルが問われる医療なのです。実際の基本的な移植手術手技は、病的肝臓を全部摘出し、肝静脈、門脈、肝動脈、胆管をそれぞれ吻合再建することです（図3）。このほか自分の肝を一部温存する自己肝温存同所性部分肝移植や、自己肝を全部温存し異所性にグラフトを移植する自己肝全温存異所性部分肝移植があります。手術は約12時間ぐらいかかります。入院期間は1〜2カ月ぐらいです。術前合併症の少ない、がんがないなどの良い条件の患者さんの、安定した施設での手術の成功率は90％ぐらいで、ある意味で

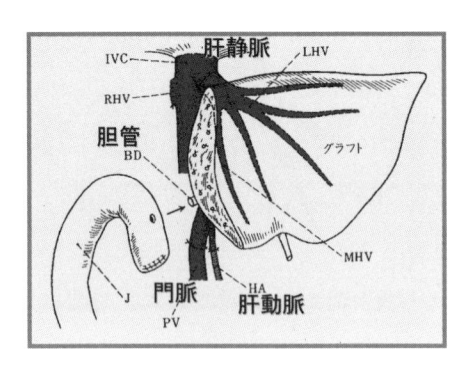

図3　生体肝移植レシピエント手術

は安全な手術といえます。しかし術前、非常に合併症が多い場合、成績は若干落ちる可能性があります。小児の移植成績は約80%、成人では約70%です。成人の成績が若干下がるのは、成人では体の大きさに比べて小さい肝臓を移植することになるため、手術はうまくいっても術後に移植した肝臓が耐えられない場合があることが原因です。次いで免疫抑制剤の話をします。

■ 肝移植における免疫抑制療法と新潟大学における新たな開発

　人間の体には外的から身を守る免疫という機能が備わっています。ここで一番重要な働きをするのはリンパ球という免疫細胞で、T細胞とB細胞に分かれています。臓器移植においてはこのT細胞が、"自己と非自己"を区別し、非自己と判断した場合、直接T細胞が敵を攻撃する細胞性免疫と、抗体という飛び道具を使って相手を攻撃する液性免疫があります(図4上段)。この自己のリンパ球によるドナー臓器の攻撃を拒絶反応と言います。この拒絶反応を抑制して移植成績を上げるものが免疫抑制剤です。以前はリンパ球全体を抑制し拒絶反応を抑えるDNA合成

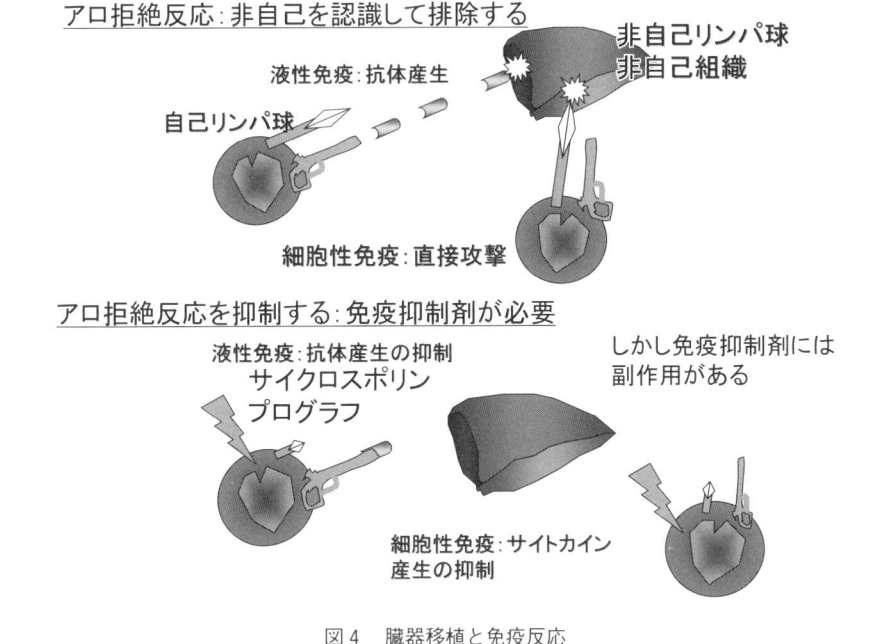

アロ拒絶反応：非自己を認識して排除する

液性免疫：抗体産生

自己リンパ球

非自己リンパ球
非自己組織

細胞性免疫：直接攻撃

アロ拒絶反応を抑制する：免疫抑制剤が必要

液性免疫：抗体産生の抑制
サイクロスポリン
プログラフ

しかし免疫抑制剤には
副作用がある

細胞性免疫：サイトカイン
産生の抑制

図4　臓器移植と免疫反応

阻害剤で移植後の管理が行われていましたが、拒絶反応を抑えるには不十分で成績も芳しくありませんでした。近年、T細胞を特異的に抑えるシクロスポリンAやプログラフが開発され、移植成績は飛躍的に向上しています（図4下段）。これにステロイドを加えた2剤で移植後を管理するのが標準的な免疫抑制療法です。拒絶反応が起こってもほとんどの症例は免疫抑制剤を増量することで治癒可能です。免疫抑制剤を使用することにより患者さんは感染症（細菌、真菌、ウイルス感染）にかかりやすくなりますが、適切に使用すればこれらの感染症も乗り越えることは困難ではありません。

臓器には免疫学的特性がそれぞれあります。つまり、拒絶されやすい臓器と"免疫寛容"になりやすい臓器があります。免疫寛容とは、グラフトを自己のリンパ球が非自己と判断しなくなり、自分のものとして受け入れることです。臓器の受け入れやすさとしては肝、腎、心、肺、小腸の順です。肝は免疫学的に特異的な臓器であり、肝臓のなかには非常に重要な免疫細胞が存在しています。「毒は毒をもって制する」という言葉があり、少しずつ毒を飲んでいると毒に強くなるということですが、移植においても、ドナーのリンパ球を抗原として直接肝臓に投与すると免疫寛容になりやすい、ということが実験レベルで明らかになっていました。臨床においても、母乳を飲んだ子どもが母親から腎臓移植を受けると、飲まなかった子どもより拒絶反応が少ないという報告が実際にあります。

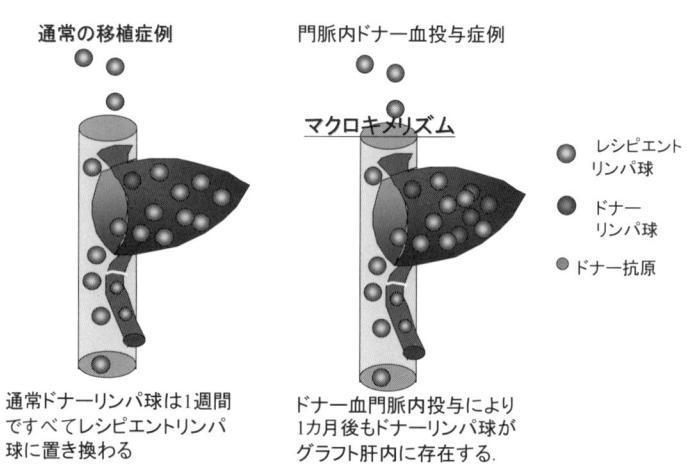

図5　ドナー血門脈内投与による免疫寛容の誘導
（新潟大学の新しい取り組み）

私たちはこのデータと自身の実験データから、生体肝移植においてドナーの血液を移植した肝臓に直接投与してやると免疫寛容状態になりやすいことを世界で初めて臨床的に報告しました。つまり、移植した肝臓のなかのドナーのナチュラルキラーT細胞がキメリズム（ドナーとレシピエントのリンパ球が共存すること）として長く肝にたまり、免疫学的に寛容状態を導いていることが分かりました（図5）。これにより免疫抑制剤を早期に減量でき、ステロイドも早期に中止することができるようになりました。

■ 小腸移植

　小腸は3～4mを有し、摂取した食物を吸収し肝臓へ送る大事な消化管です。これがさまざまな原因で50cm以下に短くなりすぎたり（短腸症候群）、器質的原因にて機能的に吸収できない腸管であったりした場合、栄養が十分摂取できないため経腸栄養や静脈栄養が必要となり、この経腸栄養や静脈栄養で十分栄養が摂取できなくなったときに小腸移植の適応となります。実際の適応疾患は表2に示す通りです。

　小腸移植で問題になるのは、肝臓とは反対に拒絶されやすい臓器であるということです。小腸には腸間膜リンパ節やパイエル板の免疫臓器や

腸回転異常	22%	虚血性疾患	21%
腹壁破裂	22%	クローン病	16%
壊死性腸炎	12%	Desmoid腫瘍	14%
偽性腸閉塞	10%	外傷	12%
小腸閉鎖	9%	家族性ポリポーシス	10%
ヒルシュスプリング病	7%	腸回転異常	9%
その他	19%	その他	20%

表2　小腸移植の適応疾患

粘膜上皮内リンパ球が拒絶を起こしやすくしています。手術手技は肝臓ほど困難ではありませんが、移植後の拒絶反応と感染の制御が難しい医療です。筆者も京都大学移植外科での研修中、日本で初めての小腸移植患者の主治医となりましたが、術後管理は肝移植以上に注意を要することがありました。これまで日本では生体および脳死小腸移植合わせて5例行われていますが、結果は残念ながら芳しいものではありません。脳死移植の世界では、肝臓と小腸を同時に移植した場合は免疫寛容になりやすく、拒絶反応が起きにくかったという米国ピッツバーグ大学の報告があります。小腸移植においてもわれわれの新しい免疫抑制療法が効果を現すかもしれません。新潟大学も脳死小腸移植の施設になっており、また脳死肝移植の施設としても近い将来認定される可能性があります。

■ 最後に

臓器移植は生体、脳死を含め、社会的にも倫理的にもまだ大きな問題を含んでいます。この医療は日本人一人ひとりに向けられた「ダモクレスの剣」であり、いつ自分の身にその剣が降りかかるか分かりません。常日ごろ私たちは、自分やヒトの死について思いをはせ、考えておく必要があると思います。その中で神から与えられたこの素晴らしいタレントを、われわれ人間は、無駄に眠らせることなく社会全体ではぐくんでいく必要があると思います。

（佐藤好信）

第5章　人工股関節置換術

■ 股関節のつくりと働き

　高齢者社会では運動器（骨と関節、脊椎・脊髄）の疾患、すなわち変形性関節症、変形性脊椎症（ひざの痛み、腰の痛み）などの関節の病気、および骨粗しょう症など骨の病気が大きな問題です。運動器の病気は痛みを伴うだけでなく、骨・関節の変形を来し、当人の日常生活での活動性を制限し、ひいては自立性を損なってしまいます。そのため健康で質の高い（QOLの高い）、自立した生活を送るためには、生涯にわたって骨と関節を大切にしていくことが重要です。80歳、90歳まで杖なしで過ごせたらなんと素晴らしいことでしょう。ここでは股関節を例にとって関節障害と治療の現状について説明します。

　股関節は球形をした大腿骨の頭（大腿骨頭）と臼のようにくぼみを持った骨盤（寛骨臼）からなり、それぞれの骨の表面は軟骨（関節軟骨）に覆われています。関節軟骨の表面は非常に滑らかなため、筋肉を動かすことで股関節は前後（屈曲・伸展）、左右（内転、外転）、回旋（内旋、外旋）といろいろな方向に動かすことができます。股関節は体の中で最大の関節で、体重を支え、歩いたり、走ったりする上で重要な関節です。したがって股関節が障害されると痛みがでて、動きが悪くなり、歩くことができなくなります。自分自身での移動が難しくなり、ひどい場合には鎮痛剤を離せず、杖、歩行器、車いすが離せなくなる、あるいは他人の手助けが必要になってしまいます。

■ 股関節が障害される疾患

成人では変形性関節症、大腿骨頭壊死(えし)、股関節の脱きゅう・骨折、関節リウマチなどがあります(表1)。変形性関節症は関節軟骨が主に傷つき、次第に骨頭、臼蓋の骨変形を来すものです。日本では先天性股関節脱きゅう後の関節症が壮年以降の方に多く見受けられます。女性に多いことから家事、育児などの日常生活での支障が大きく、また歩行、階段昇降に不便を来しています。

変形性股関節症
一次性（原因不明）
二次性（先天性股関節脱臼、臼蓋形成不全など）
外　　　傷：大腿骨頚部骨折、股関節脱臼・骨折
感　　　染：化膿性股関節炎
血 行 障 害：大腿骨頭壊死症、ペルテス病
腫瘍（骨破壊を伴う）
代謝性疾患：痛風など
関節リウマチ
骨系統疾患

表1　股関節を障害するおもな疾患

■ 治療法

原則は保存的療法で、体重のコントロールや股関節に負荷のかかる長時間の立ち作業、重労働などを避けることです。筋力を高める運動、水泳なども有効です。しかし、これらはあくまでも股関節にかかる負荷をコントロールするもので、関節を元の健常な状態にまで戻すものではあ

りません。一時、軽快しても年齢を重ねるにつれて悪化する方もいます。
　関節の障害が高度で、日常生活を送るのに支障が大きい場合には手術を選択せざるを得ません。手術療法には関節固定術、骨切り術、人工関節置換術などがあります。手術にあたり、関節の障害の程度、基礎疾患のみならず、患者さんの年齢、体格（肥満度）、職業、活動性、また障害の部位が片側の股関節か、両側の股関節か、また脊椎（腰）や膝関節に障害はあるか、家庭内、社会での役割などを評価して、患者さんと相談し、本人にとってもっとも適切な手術方法を選択します。特に関節の変形や障害が高度で、痛みの強い方で関節軟骨の修復・再生の難しい場合には人工関節が選択されます。

■　人工関節

　破壊、変形された関節を人工の関節で置換するものです。人工関節手術により、痛みはまったくなくなり、関節の動きもよくなり、筋力の回復とともに歩行も見違えるほどよくなります。その結果、患者さんの活動性、自立性は劇的に高まり、日常生活も大きく改善します。もちろん、股関節部分の大腿骨、骨盤の骨を切除して、金属とポリエチレン（特殊なプラスチック）から作られた人工関節を設置するものなので、適切な使い方を忘れずに生活することは言うまでもありません。外見上は人工関節が体内に入っていることなど全く分かりません。そのため、本人も周りの方も元の体に戻ったと思ってしまいますが、決してそうではありません。手術後も農作業などの重労働を避けること、定期的に検診をして"緩み"などの早期発見に努めることが大切です。
　さて人工関節置換術は比較的大きな手術で、体内に設置する人工関節の形状に合わせて骨盤や大腿骨を切り、削ります。この手術をより正確

```
骨盤（臼蓋）側コンポーネント
    固定方法：セメント使用あるいはセメント非使用
    金属製人工臼蓋
    ポリエチレンカップ
大腿骨側コンポーネント
    固定方法：セメント使用あるいはセメント非使用
    金属性大腿骨システム
    骨頭：金属製、ジルコニア製、セラミック製
```

表2　人工股関節の種類と分類

により安全に行うことが必要で、その支援方法としてナビゲーションシステムが導入されてきています。

■　ナビゲーションを用いた手術

　ナビゲーションは術前の計画通りに、正確に手術器具を使い、位置、方向ともに正確に人工関節、固定材料などを設置する際に支援するシステムです。手術の操作中に手術器具、設置人工関節、固定材料の位置に関する三次元情報を知り、それによって手術操作の正確性を高めることができるもので、日本ではごく最近使われはじめた画期的なものです。このナビゲーションシステムを用いることで三次元立体人体地図を手にした上で手術前の正確な計画に基づき、手術時に正確な操作（骨きり、骨切除、リーミング（骨を削って人工関節が入りやすいようにすること）および人工関節の設置位置、角度）を行うことが可能となりました。

　これまで人工股関節置換手術を行う際には手術前のX線写真をもと

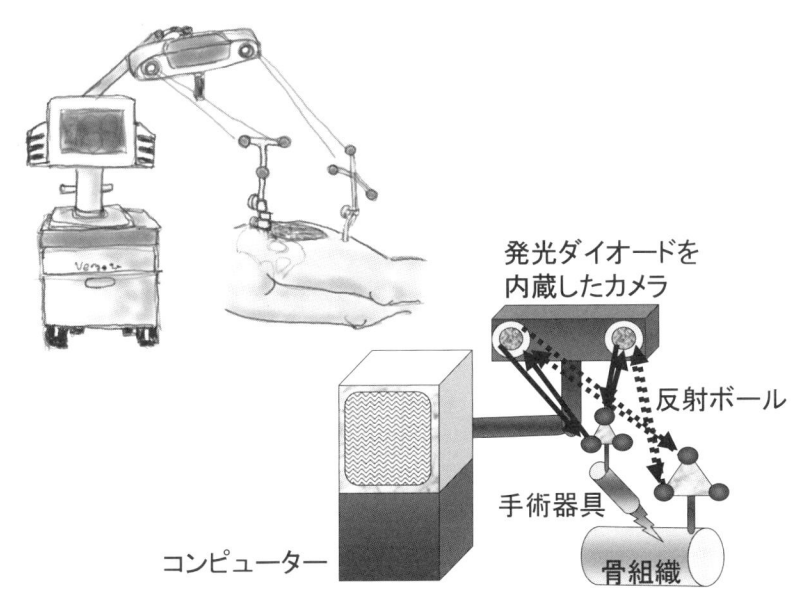

図1　手術中の様子を模式的に示す。手術部位にピンを立て reference を臼蓋、大腿骨に設置する。カメラでその位置を認識させ、画面上に表示させる

に使用予定の人工関節の形状をトレースし、サイズ・設置位置を検討し、手術時にはそれを頭に入れて施行したものでした。これはあくまでも2次元画像をもとにしていました。一方、手術では当然3次元の立体構造を持つ、骨盤（臼蓋）や大腿骨を対象に操作するものです。経験豊富な整形外科医ではある程度の正確性をもって手術を行うことは可能でしたが、それ以上に、医師個人の技量に左右されることなく正確な情報を提供してくれると期待されるのがナビゲーションシステムなのです。例えて言えば車を運転して目的地に向かうのに、ナビゲーションがあれば迷うことや横道にそれることなく、適切なルートをとることができるというのと同じです。

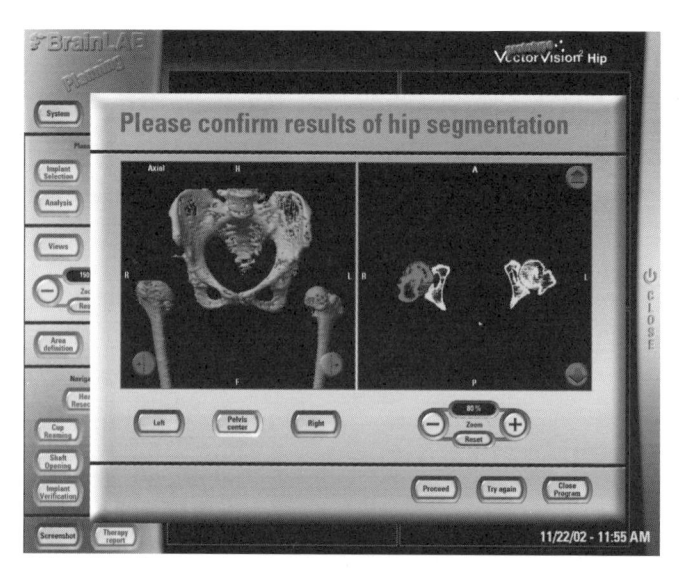

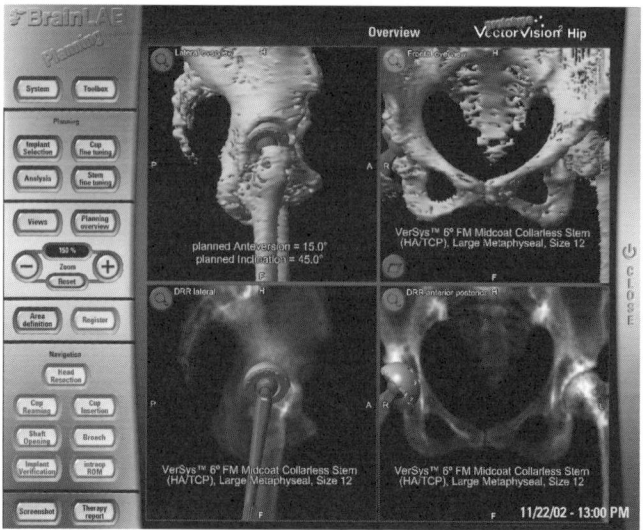

図2 手術前に撮影したCT画像上で人工臼蓋を適切な位置に設置した状態を示す。手術前の計画ができ、シミュレーション手術ができる

第5章　人工股関節置換術　　47

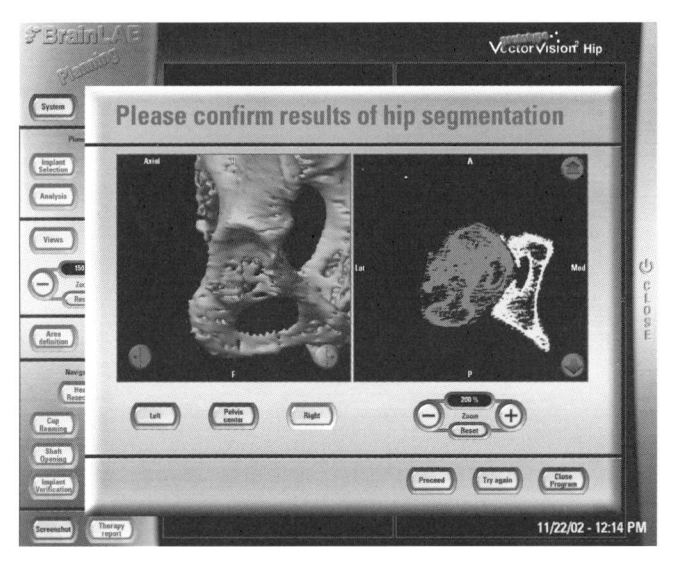

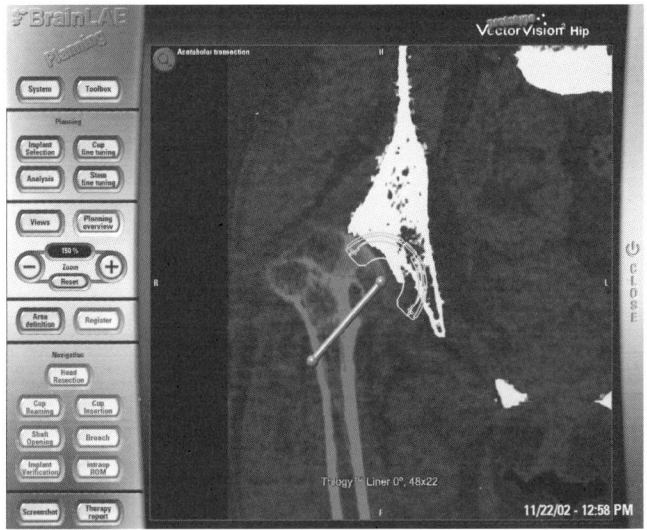

臼蓋の形状とリーミングの予定部位を示している

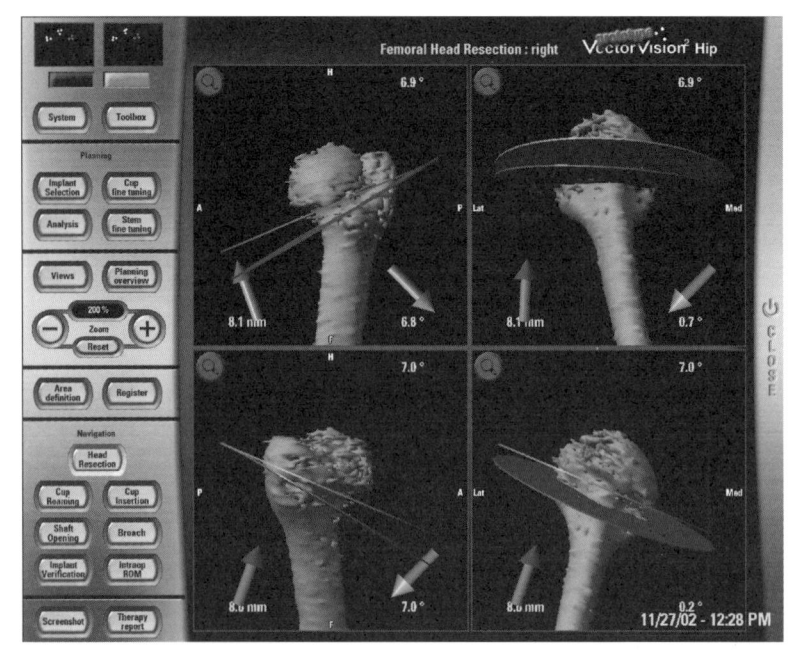

図3 手術時、大腿骨頭切離する際の状況。ナビゲーションを用いて、骨きりの高さ、方向を確認できる。想定の骨きりラインに沿って bone saw（骨鋸）を合わせ、骨きりを行う

　2002年秋以降に新潟大学医学部付属病院整形外科で用いているシステム（Brainlab）を説明します。手術前にCTを撮影し、3次元立体表示された骨CT画像上に人工関節（人工臼蓋、大腿骨システム）を設置（重ね合わせる）、そのデータをコンピューターに登録しておきます。実際の手術ではコンピューター本体と発光ダイオード内臓のカメラを準備し、反射ボールを手術器具および手術にて展開した股関節部の骨組織に設置します。反射ボールから投影した赤外線をカメラで感知し、位置をナビゲートすることができます。手術中の骨盤の実物や大腿骨を術前の登録CT画像に合わせ、実際に手術操作を行っている部位をリアルタイム（オンタイム）に画面上で見ることができ、骨切除レベルや切離方向、リー

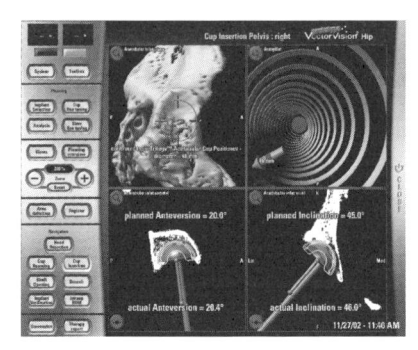

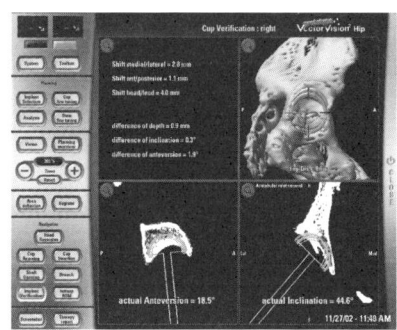

図4 手術時、臼蓋をリーミングしている状況。骨盤臼蓋におけるリーミングを進める方向、位置を確認でき、さらに臼蓋底までの深さを確認しつつ行うことができる

ミングの方向、深さを正確に特定した上で手術操作を実行できます。

変形が高度な例や先天性股関節脱きゅう後の狭小の臼蓋の例では、適切な位置に適切なサイズの人工臼蓋を設置するためのリーミングは非常に難しく、熟練を要するものです。ナビゲーションシステムでは臼蓋の大きさ、深さの三次元構造を術前に知ることができ、さらにリーミング操作を行っている最中もまさにそのリーミングの向かう方向、臼蓋底までの距離・深さを画像で確認しつつ行うことが可能です。また、人工関節を実際に設置する際にその方向、位置についても確認した上でより正確に設置することができます。

■ 今後の展望

ナビゲーションシステムを用いることで手術操作は、より正確に、そしてより安全に行うことができるようになります。さらには低侵襲手術を目指すことも可能です。

将来的にロボテックシステム、手術支援ロボットを導入した際には、

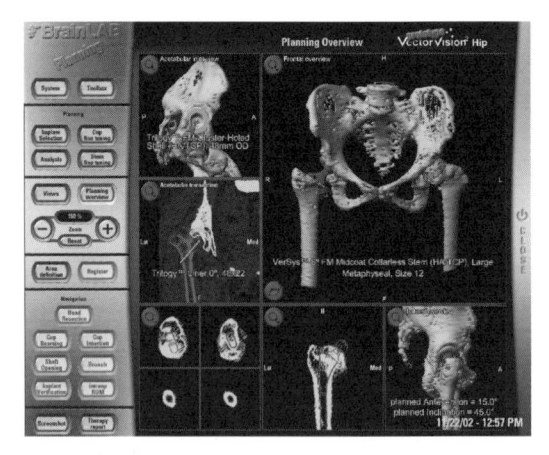

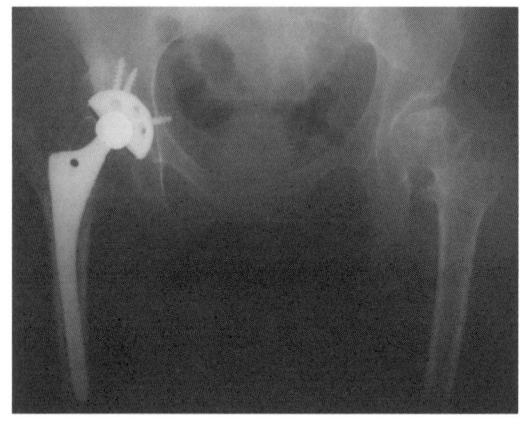

図5　手術後のX線写真。人工股関節が設置されている
（上図）。手術前の計画通り（下図）に人工関節を
設置している

正確性は格段に上昇するでしょう。また遠隔操作を行うことで、遠くの病院にいる患者さんに対する手術時の操作にも力を発揮するものと期待されています。

　臨床の場ではますますナビゲーションの必要性が増し、将来的にはスタンダードな方法として定着していくことでしょう。大いに期待されます。　　　　　　　　　　　（遠藤直人、徳永邦彦、遠藤栄之助、伊藤雅之）

第6章　心臓の働きを補う ―ペースメーカーから心血管再生医療まで―

■　はじめに

　人はだれでも、無限の命を望むことはないまでも、価値ある人生の一条件として、生命の十分な長さを期待しています。生命の限界は体を構成する臓器の機能に依存し、臓器の寿命はそれを構成する細胞の機能に依存しています。さまざまな疾病や、事故、環境の変化によって構成細胞の数が減少すると臓器障害が現れ、臓器障害が重度となると生命が危険にさらされます。心臓は生命の根源として認識されており、事実、その機能停止は生命の終えんを意味します。そこで、心臓の機能が低下したときに、これを補う種々の装置が開発されてきました。機器による部分的な機能補てんでは間に合わない場合には心臓移植が行われ、さらに近年は心血管再生医療が精力的に研究されています。

■　心臓の働き（リズムとポンプ）

　心臓の重要な役割は、生涯休むことなく働き続けることです。この"休むことなく"はリズムを意味しており、"働き続ける"はポンプとしての役割を意味しています。

　心臓には刺激伝導系と呼ばれる特殊な細胞群があり、この細胞群がリズムを作っています（図1）。刺激伝導系には洞房結節、房室結節、His束、脚（左脚、右脚）、プルキンエ線維という構造があり、正常では洞房結節が電気刺激を発生しています。以下、上述の順に電気刺激が伝わり、最後にプルキンエ線維から心筋細胞に刺激が伝わると心臓が収縮するというわけです。刺激伝道系の細胞はどれも自身で興奮して刺激を発生す

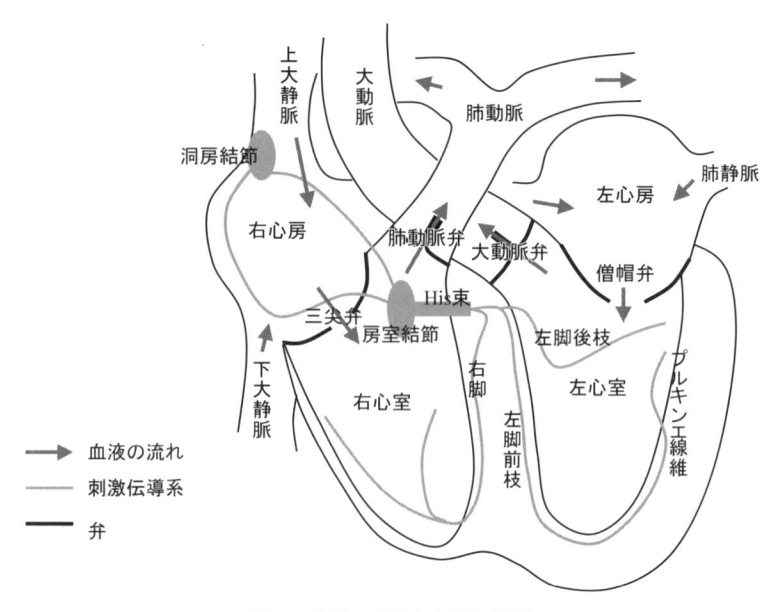

図1　心臓の構造と刺激伝導系

ることができますが、房室結節、His束、脚と下位へ行くほど自発興奮のリズムが遅く、上位から来る刺激にコントロールされます。洞房結節には神経が分布され、運動時に脈拍が速くなり、安静時や就眠時は脈拍が遅くなるように調節されています。体の必要に応じて脈拍数を適切に調節することはとても重要な機能といえます。

　心臓は筋肉の塊のような構造をしており、内腔に蓄えた血液を筋肉の収縮によって全身に送り出すポンプとして働いています。全身を巡ってから戻ってきた静脈血を肺へ送り出す右心室と、肺から帰ってきた動脈血を全身に送り出す左心室の二重構造をしています。そのうち、全身に血液を送り出す左心室は常に重要な仕事をしており、負担も大きいとい

えます。心臓が収縮したときに血液が前方にのみ効率良く流れるように、心臓の中には弁が用意されています。また、心筋にも神経が張り巡らされ、体の需要に合わせて心臓の収縮力を調節し、ポンプの働きをコントロールしています。心臓から送り出された血液は動脈の中を血圧に押されて流れていき、全身の組織に行き渡るようになっています。

■　リズムがおかしい

　リズムの異常（不整脈）には、さまざまな種類があります。期外収縮という不整脈は頻度が高く、健康な人にもしばしば現れます。「心臓が一回大きく打つ」「脈が一回ぬける」などと感じますが、治療は必要ないことがほとんどです。不整脈は大まかには脈拍が遅くなり過ぎるタイプ（徐脈）と、速くなり過ぎるタイプ（頻脈）に分けられており、徐脈では血液の拍出が不十分となり、心不全を起こすことがあります。また、心臓の拍動が数秒間停止した場合、脳血流低下のために失神します。頻脈では心臓が"から打ち"のような状態になり、やはり心拍出が不十分となって血圧が低下し、著しい頻脈発作ではやはり失神します。徐脈性不整脈の代表に、洞房結節の刺激発生機能が低下する洞不全症候群と、房室結節での刺激伝導が途絶する房室ブロックが挙げられます。頻脈性不整脈の代表は心室頻拍です。また、心室頻拍の類縁として心室細動があり、この場合はただちに心臓の血液拍出が途絶えて死亡します。

■　リズムをつくる

　徐脈性不整脈が発症した場合、これを補う装置がペースメーカーです。ペースメーカーは刺激発生装置とリードから成り、刺激発生装置は皮下に植え込み、リードは静脈内を通して右心房および右心室内に挿入しま

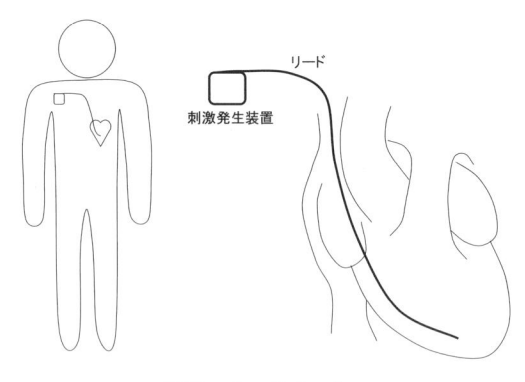

図2　ペースメーカー

す（図2）。洞不全症候群や房室ブロックで心停止や異常な徐脈が起こると、刺激発生装置がそれを認識して電気刺激を発生し、適切な心拍を継続させます。刺激発生装置は電池で作動しており、電池が消耗してきた際には手術により装置そのものを取り替えなければなりません。ペースメーカーの電池寿命は通常約8年間です。頻脈性不整脈に対しては植え込み型徐細動器が用いられますが、これは心室頻拍や心室細動を認識して直流通電を行う装置です。刺激発生装置はペースメーカーよりやや大きめですが、やはり皮下に植え込むことができます。いずれの装置も、患者さんの心拍の異常を感知する機能が優れているだけでなく、瞬時に判断して治療まで行うことが可能です。電子機器技術の進歩に伴いペースメーカーの小型軽量化も進んでいます。

■　ポンプがおかしい
　心筋疾患、冠動脈疾患による心筋障害、弁膜疾患などによって心臓のポンプ機能が低下すると、心不全という病態に進展します。心不全には

急性心不全と慢性心不全があります。急性心不全の代表は急性心筋梗塞で、これは突然激しい胸痛で発症し、急性期に命を落とすこともしばしばあります。心筋梗塞によって心筋に壊死が起こると、その量に応じて心機能が低下し、ポンプとしての役割を維持できなくなります。また、急性心不全では肺うっ血を伴うことが多く、呼吸困難を来しやすいといえます。弁膜疾患や心筋疾患、心筋梗塞の既往がある人（陳旧性心筋梗塞）など心疾患を抱えている人はすべて慢性心不全状態です。軽い慢性心不全では安静時には特に症状がなく、運動時や長時間の活動時に息切れや疲労感が出てくる程度ですが、心不全が重症となると、わずかな活動で呼吸困難が現れ、むくみが出やすくなります。慢性心不全で普段は症状がなく安定している人も、感冒に罹患したり、体に負担がかかったりすると心不全状態が増悪します。

■ ポンプを補う

急性心筋梗塞や心筋炎などによる急性心不全では、しばらくの間機械を使って心臓のポンプ機能を補助することができれば、やがて心機能が幾分改善し、急性期を乗り切ることができます。この目的で用いられる装置が大動脈内バルーンポンプと経皮的心肺補助装置です（図3）。大動脈内バルーンポンプは胸部大動脈内に用量40mlのバルーンを入れ、心拍に合わせてガスでバルーンを膨らませたりしぼめたりします。バルーンを膨らませると大動脈内の圧が上昇し、血液40mlを末梢に送り出すことになり、特に心臓の筋肉への血流量を増やす効果に優れています。一方、経皮的心肺補助装置は血液をいったん外に出してからポンプで再び体内に送り込む装置です。右心房までチューブを挿入して静脈血を体外に引き出してから、体外で人工肺によって血液の酸素濃度を高め、ポンプで

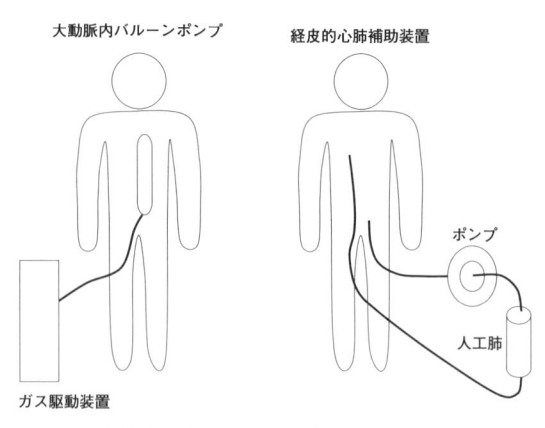

図3　大動脈内バルーンポンプと経皮的心肺補助装置

大腿動脈から大動脈内に送り込みます。この場合、血液が患者さんの肺と心臓をほとんど通らずに全身を循環することになり、大動脈内バルーンポンプよりも重症例に対応することができます。これらの装置は開胸手術などをせずに装着でき、緊急対応が可能です。各種治療法の限界に達した慢性心不全に対しては、人工心臓と心臓移植が選択肢となります。こんにちも膨大な研究が続けられてはいるものの、長期間臨床使用が可能な人工心臓はいまだ登場していません。心臓移植は提供臓器の不足という大きな問題を抱えており、わが国では依然として一般的治療手段となっていないのが現状です。

■　血管再生
　動脈硬化症が進行すると血管が閉塞し、末梢への血流が途絶えます。冠動脈の血流が途絶えると心筋梗塞が起こり、脳血管の血流が途絶えると脳梗塞が起こります。同様に、四肢の血流が途絶える疾患のことを閉

塞性動脈硬化症といいます。血流が途絶えると末梢組織は壊死に陥りますが、このように一度途絶えた、あるいは著しく血流が低下した四肢に新しい血管を再生させることで、血流を再開させようという試みがなされています。血管再生医療と呼ばれるものです。これが四肢で成功すれば、次は心臓や脳に応用されていくと考えられます。血管再生医療には、細胞増殖因子というホルモン様物質を注射する方法と、血管幹細胞を注射する方法が検討され、急速に臨床応用されつつあります。

■ 心筋再生

　心筋細胞は生まれてすぐに分裂増殖能力を失うため、心筋梗塞などによって心筋細胞が壊死すると、その分だけ心筋量が減少し、補充することが不可能となります。心疾患は自然治癒しないので、失った心筋量に相応する後遺症を残すことになってしまいます。高血圧や心疾患で心筋が肥大するのは、細胞の数が増えるのではなく一個一個の細胞が肥大するためで、心筋が増殖しないのは心疾患を治療する上では非常に不都合だといえます。今、心筋の再生に世界中の研究者が取り組んではいますが、血管再生に比べると心筋再生は難しく、臨床応用にはまだまだ歳月がかかりそうです。

■ おわりに

　近年、コンピューター機械工学の進歩と、遺伝子細胞工学の進歩が目覚ましく、それらの応用によって革新的な治療機器、治療法、薬物などが次々と開発されてきています。これまで治療法がないといわれていたような疾患に対しても、明日にでも新しい治療法が出現することを期待してやみません。

（小玉　誠）

第7章 再建外科

■ はじめに

　失った体への対策としての再建外科、すなわち失った体の部分を再びつくり直すことは形成外科の重要な分野の一つです。このことは形成外科の別名であり対象内容を示す総合名称としての「形成・再建・美容外科」からも明らかですし、また、新潟大学医歯学大学院における形成外科の正式名称は「形成・再建外科分野」となっており、再建外科を非常に重要な分野と考えています。

　この再建外科よりさらに広い意味である「形成外科」の名称は比較的耳慣れた言葉だと思いますが、その内容については世間一般にまだまだ十分には理解されておらず、さまざまな誤解もあるように思われます。医師の中ですら、整形外科との違いや、皮膚科、耳鼻科、口腔外科との関連領域についてもどのような特徴や違いがあるのか混乱があるようですし、形成外科へどのような患者さんを紹介するのが適当なのか、戸惑うことがあるという話も聞かれます。

　この原因として、私たち形成外科医側の普段からの啓蒙が不足しているということ、形成外科医の絶対数が少ないこと、さらに形成外科を標ぼうしている病院がわずかであるいう現状のためと思われます。

　この状況を打開すべく、本章では形成外科の紹介および形成外科対象疾患内容など、形成外科の役割について述べていきます。特に体の再建の観点から、外傷や腫瘍の切除後の欠損した部位の再建ばかりでなく、生まれつきの欠損や不完全なかたちの体の再建、さらに老化現象を克服するための再建まで触れようと思います。

■ 形成外科の定義と歴史

「形成外科」とは、形をつくる外科と端的に定義されます。具体的に言うならば、体の表面の先天性異常や交通災害、労働、スポーツなどによって発生した外傷、熱傷、悪性腫瘍切除後の変形や欠損、ならびに加齢とともに生ずるしわ、皮膚・軟部組織のゆるみなどの後天的異常を対象とし、その形態や機能を修復、再生することによって、患者さんを劣等意識（心の病）から解放し、社会生活に適応させることを目的とした外科のことを指します。

従来の医学が、患者さんの疾患そのものを治療することができればよいとされていたのに対し、形成外科は形態から生ずる精神的苦痛を主に外科的に治療するので、この点がほかの外科との大きな違いで、精神外科医ともいわれるゆえんはここにあります。

形成外科に関係した記録は紀元前 3000 年までさかのぼって見られます。特に古代インドでは罪人や捕虜に対して鼻切りの刑が行われていた時代がありました。その時代に、そぎ落とされてしまった鼻をできるだけ元通りに修復するための造鼻術が発達し、この知識と技術がインドからペルシャ、ギリシャ、ローマと伝えられました。その後、時代とともに形成外科の知識や技術は進歩しましたが、近代の形成外科が急速に発展したのは、第一次および第二次世界大戦における戦争負傷者の治療によるといわれています。

近年では、微小外科（顕微鏡を用いて微小血管や神経を縫合する技術を基礎とする外科）の導入により、外科技術に大きな革新が起こりました。微小外科を応用した複合組織（皮膚、筋肉、骨、腱、関節など複数の組織の組み合わせ）移植術は、現在では各種の失った体の再建手術に欠かせない手技となっています。具体的に言うと、悪性腫瘍に対する化

学療法(抗癌剤などの薬物療法)の進歩に比例して、四肢悪性腫瘍の広範囲切除(取り残しのないように十分広く切除すること)の後に、組織移植法を駆使して機能と外見の両立を目指した再建が可能となりました。また、頭頸部の悪性腫瘍(舌癌、頬粘膜癌、口腔底癌、咽頭癌、喉

【悪性腫瘍切除後の四肢再建】

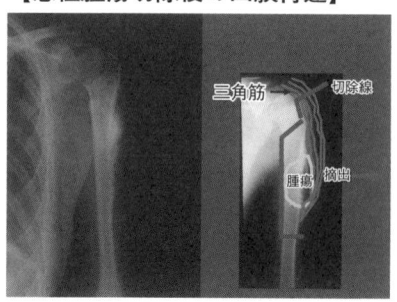

図1-a　13歳男児　左上腕骨近位部軟骨肉腫の診断で、三角筋の大部分を含めて近位上腕骨を切除

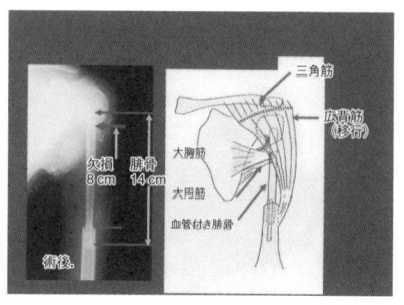

図1-b　8cmの上腕骨欠損に対し、同側下肢より14cmの腓骨を血管付きで採取、移植し血管吻合を行った。移植した腓骨の上に広背筋を血管茎付きで移行し、三角筋の機能を再建した

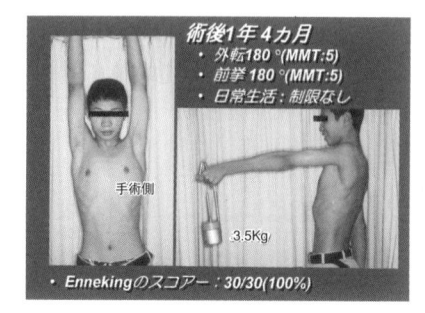

図1-c　術後1年4カ月で左上肢の動きの制限を認めず、良好な肩の筋力が回復した

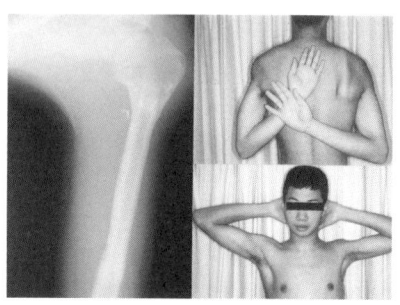

図1-d　術後2年。肩の動きは制限なく、腓骨は上腕骨の太さに肥大している

頭癌など）切除後にも組織移植を用いて舌、下顎骨、咽頭などを再建し、嚥下（飲み込み）、咀嚼、発声などの機能が再獲得されるようにもなっています。頭がい・顎顔面外科（頭がい骨、顔面骨を対象とする外科）などの発展が加わり、形態面（かたち）の再建とともに機能面（はたらき）に配慮しながら治療する、形成外科の対象疾患がますます拡大されてきています。

　わが国における形成外科の歴史は比較的浅く、1958年に日本形成外科学会が組織されたのが始まりです。当初の形成外科診療は整形外科、耳鼻科、皮膚科、外科、眼科を専門としてきた医師のなかで、四肢先天異常、小耳症、唇裂、口蓋裂、眼瞼下垂などに特別の興味を持つ医師によってのみ個別に行われていました。それが高度専門家集団として特化したのが形成外科です。形成外科が開設された大学では、各科にかつて母胎となった診療科の形成診療班としての活動内容が形成外科に集合して引き継がれています。こうした疾患の一部はまだそれぞれの母胎となった診療科で施術している場合もありますが、われわれ形成外科医はそうした疾患の、より高度な診療を提供できる超専門家といえます。

　総合的な観点で日本における形成外科を欧米のそれらと比べてみると、形成外科学としての発足は遅かったといえ、その後の急速な進展により、現在では世界の中でも非常に高いレベルにまで発展してきています。

■ 手の外科と形成外科

　機能（はたらき）と整容（外見、かたち）の両立を考えた手の外科は新潟大学形成外科における重要な分野であり、他大学に比べても傑出していることから、新潟大学の特色の一つとされています。手の外科医に

【手の先天異常】

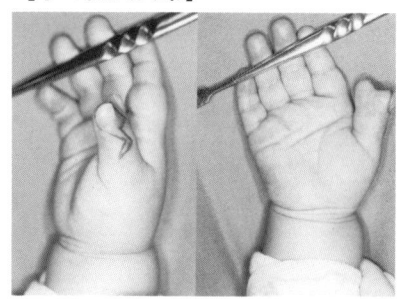

図2-a 重複母指（末節部が重複）生後6カ月で手術。外側（親指側の母指）を切除したが、軟部組織の一部を残した母指に組み込み、軟部組織の補充を行った

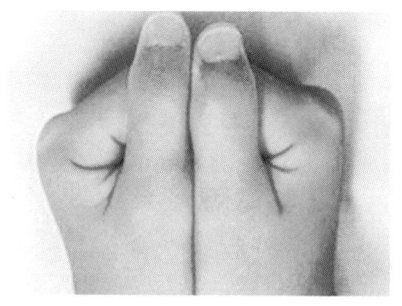

図2-b 手術後6年。健側との差もほとんど見られない

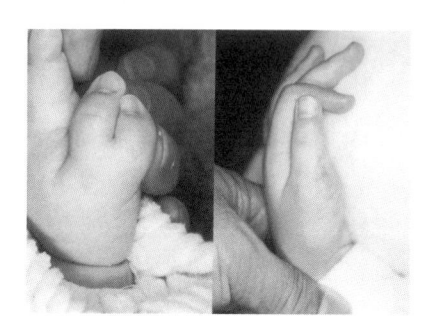

図3 基節中手骨関節（第2関節）部から母指が重複しているタイプ。関節の安定性を確保しながら外見を整える必要がある。写真右は術後7カ月

は、整形外科医と形成外科医の両方の出身者がいます。たとえばアメリカでは約6割が整形外科出身、4割が形成外科の訓練を受けた医師であり、イギリスではほとんどが形成外科医から成っています。日本の現状はというと、手の外科を専門にする形成外科医は比較的少ないですが、先天異常手や、切断指（肢）は多くの形成外科医によって治療されています。

第 7 章　再建外科　　63

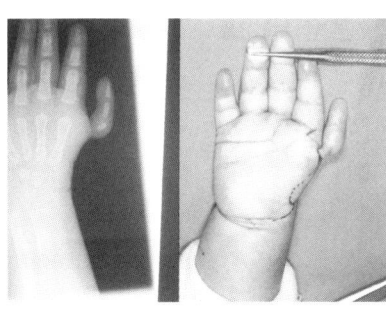

図 4-a　右、2 歳 4 カ月女児。両側低形成母指。母指はぶらぶらしたひも状の軟部組織で連続しており、全く安定性はなかった

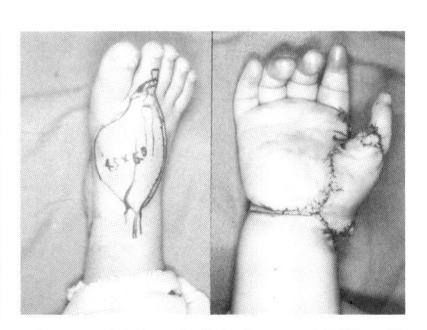

図 4-b　足背の皮膚を含めて同側第 2 趾の基節・中足骨関節を用いて、ぶらぶら母指の基部の関節を再建

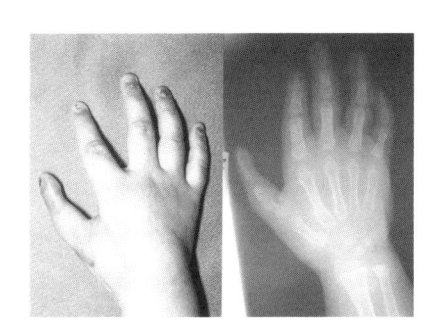

図 4-c　術後 2 年。形態の良い母指が再建され、再建した母指も成長している

■　形成外科、整形外科、美容外科の違い

　「形成外科」という名称は、他科の名称と比べると抽象的であり、整形外科と語感が似ていること、また以前は形成外科的疾患の大半が整形外科で治療されていたことから、一般的には整形外科との違いが明確ではありません。ちなみに、中国では形成外科が整形外科と呼ばれており、日本の整形外科に当たる科は骨科と呼称されていることからも、短い科

名だけで診療内容まで表現することは困難といえます。整形外科医が体の土台である躯幹(くかん)や四肢の骨、筋肉などの運動器を扱うのに対して、形成外科医は全身の皮膚・軟部組織や顔面骨などの外表に影響する部位を主に扱っているのです。

　また、「美容整形」という言葉がありますが、これは、二重まぶたにしたり、鼻を高くしたり、しわを取ったりするなど、美容を目的に、もともと正常な体にメスを加えることを指します。とはいっても、この「美容整形」という名称は正式なものではなく、医療法では美容外科と呼称するよう定められています。一般には、形成外科＝美容外科と思われがちですが、実はこの美容外科は形成外科の中に含まれている分野であり、基本的な形成外科的知識や技術の修得後に初めて扱うことのできる高い知識と高度な技術を要する分野なのです。

■　形成外科が行う治療の特徴

　唇裂・口蓋裂・顎裂は形成外科以外でも取り扱われてきた疾患であり、形成外科の設立後6年半しか経過していない新潟では、歯科口腔外科、あるいは耳鼻科に最初に紹介されてしまうことがまだまだ多いのが実情です。他科と形成外科との間には背景となる専門領域に由来して、最終的な目標や結果に、ある程度の違いが出るのは避けられないのが現状と思われます。

　こうした競合しうる分野での治療は患者さんの取り合いではなく、形成外科と他科のそれぞれの得意分野の総力を挙げて、最終的に患者さんにとって最高・最善の医療を提供することにあると思っています。形成外科の基本的特徴である、きれいにする創治療技術を用いて唇裂閉鎖瘢(はん)痕(こん)や鼻を含めた軟部組織など、顔面の全体的な外見を治療することに

第7章 再建外科

【唇裂・口蓋裂】

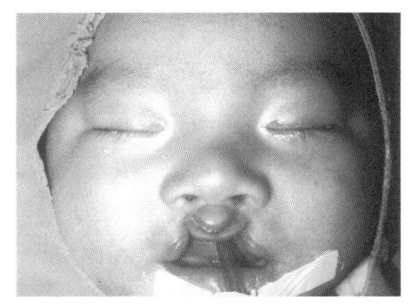

図5-a　両側不全唇裂術前

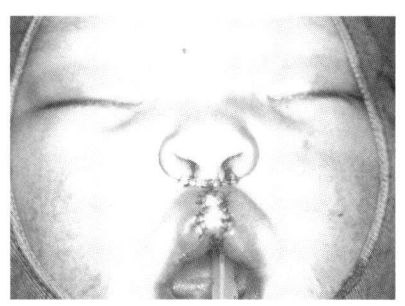

図5-b　生後3カ月で手術

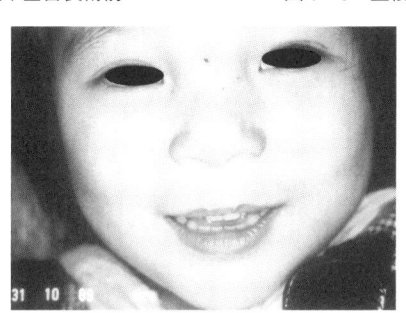

図5-c　術後約2年。人中の状態はじめ、良好な結果である

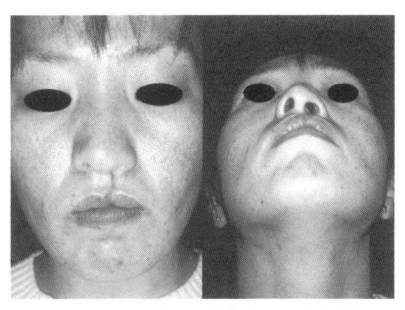

図6-a　32歳　未治療の不全唇裂　鼻孔の非対称を認める

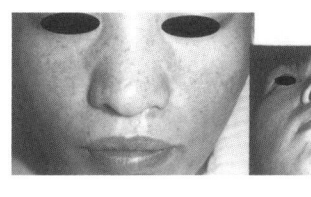

図6-b　術後一年。瘢痕の治癒は良好で、鼻孔のバランスもとれている

よって形成外科の本領が発揮できると考えます。

　こうした考えに基づき、形成外科では口蓋裂（生後1歳半）・顎裂（8歳前後に腸骨移植）を伴う症例については、口腔外科・矯正科との連携で装具による治療を行いながら、生後3カ月でできるだけ将来の追加修正術に妨げとならない手法で外鼻および鼻孔の形態、人中の凹凸を考慮しながら唇裂の閉鎖術を行い、その後口蓋裂および顎裂の治療を行っています。歯科を中心にした共同治療で顎裂・歯列を矯正し、軟部組織の土台づくりが終わった後、形成外科で思春期に仕上げの手術として手術瘢痕の最終調整と鼻翼、鼻尖、鼻根部の形態を調節し、鼻・口唇のかたちについて総合的なバランスを整えるように施術しています。形成外科では美容外科的な見地からの最終治療が必要と考え、徹底した治療を行っているわけです。全国どこで初期治療を行ったとしても、思春期の治療終了時にセカンドオピニオン（最初に診てもらった医師と違う、ほかの医師による評価・意見）として最終的な仕上げにこだわる当科の受診をおすすめします。というのは、最初の唇裂治療方針が、最終手術のやりやすさや出来上がりの限界に影響することは否めないからです。また、これまでそれぞれ別の時期に行ってきた口唇裂、口蓋裂、顎裂の閉鎖を、初回手術の際に同時閉鎖しようという最近の方法にもわれわれは注目しています。

■ 治療費

　治療費に関しては、形成外科で扱う疾患の大部分は保険の適応となります。厚生労働省の通達では、良性皮膚腫瘍および母斑・瘢痕変形・唇裂・小耳症・四肢変形など身体外表部の先天性および後天性変形（美容のためのもの以外）は社会通念上、医師が治療の必要があると認めたものに

第 7 章　再建外科

【小耳症】

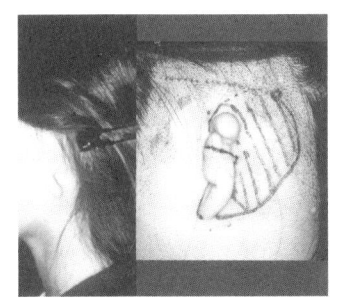

図 7-a　12 歳女児　左小耳症、ティッシュエクスパンダー挿入部のデザイン

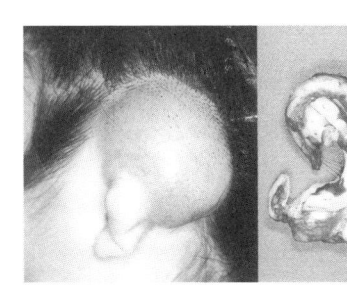

図 7-b　ティッシュエクスパンダーによる皮膚拡張終了時。右は肋軟骨を用い作成した耳介フレーム

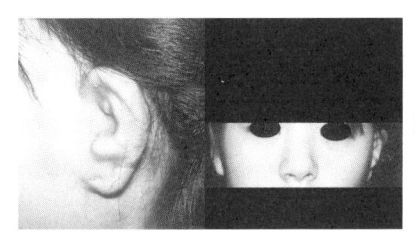

図 7-c　術後 1 年 3 カ月

【乳房再建術】

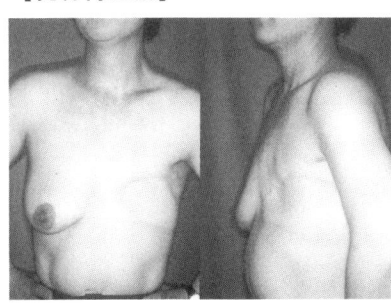

図 8-a　45 歳女性　左乳癌にて左乳房切断術施行後 7 年半

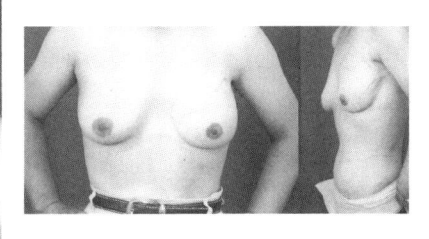

図 8-b　横方向腹直筋皮弁を用いて乳房再建後 2 年。健側の乳輪、乳頭を部分移植して再建

ついては保険の適応であるとしています。先天性変形やひどい機能障害のある後天性変形の子どもに対しては、乳児医療や育成医療の制度により、国に治療費を負担してもらう制度もよく利用されます。近い将来、日本の医療保険制度に大きな変革が起こる可能性がありますが、今後はよりよい治療を求めた自費治療制度が取り入れられていくものと思われます。

■ 今後の形成外科の役割

　quality of life——すなわち、ただ生きるのではなく"いかに人間らしく生きるか"への関心が高まってきました。しかし、直接は生死に関係がない体の変形や欠損についての疾患への関心はまだまだ薄いようです。われわれは単に悪性腫瘍の切除のみに満足するのではなく、質の高い再建を目指す必要があると思います。たとえば、生命維持に直接関連しない再建をとってみても、臆面なく人前に出て社会生活が営めるように顔面の容ぼうをできるだけ整えたり、摂食・咀嚼機能を復活させたりと、人間としての尊厳を維持できるような再建を試みることは極めて重要であると考えています。これまで患者さんの中には、現在の技術では治療しうる変形や欠損が放置されたり、あきらめられたりして、社会と隔離された生活を強いられている人も少なからず存在しました。形成外科はこうした患者さんが、常に社会と積極的にかかわっていけるよう手助けする、かけ橋的役割を担っていると考えます。

■ 代表疾患例の提示

　以下に形成外科の主な治療対象疾患を取り上げ、そのうち代表的な先天性、後天性欠損の再建症例を呈示します。

1. 唇裂・口蓋裂その他の顔面先天異常
2. 手・足の先天異常および外傷
3. 瘢痕・瘢痕拘縮およびケロイド
4. 新鮮熱傷およびその後の変形や瘢痕拘縮
5. 顔面骨骨折および顔面軟部組織損傷
6. 悪性腫瘍切除後再建(四肢、頭頸部、胸壁、乳房)
7. 母斑・血管腫およびそれに関連する再建
8. 褥傷・難治性かいよう
9. 美容外科

このほかにも腹部外科、胸部外科、婦人科、耳鼻科、口腔外科などに協力して再建治療を行う疾患が多くあります。

開設以来、新潟大学形成外科のスタッフも充実し、すでにこれら疾患の最先端の医療を提供できる状況にあります。　　　　　(柴田　実)

■著者紹介（掲載順）

阿部　達也	新潟大学大学院医歯学総合研究科 医学部附属病院眼科助手	
髙橋　姿	新潟大学大学院医歯学総合研究科 感覚統合医学講座耳鼻咽喉科学分野教授	
秋山　政人	新潟県腎臓バンクコーディネーター	
佐藤　好信	新潟大学大学院医歯学総合研究科 医学部附属病院第一外科助手	
遠藤　直人	新潟大学大学院医歯学総合研究科 機能再建医学講座整形外科学分野教授	
德永　邦彦	新潟大学大学院医歯学総合研究科 機能再建医学講座整形外科学分野助手	
遠藤栄之助	新潟大学大学院医歯学総合研究科 機能再建医学講座整形外科学分野	
伊藤　雅之	新潟大学大学院医歯学総合研究科 機能再建医学講座整形外科学分野	
小玉　誠	新潟大学大学院医歯学総合研究科 器官制御医学講座循環器学分野助教授	
柴田　実	新潟大学大学院医歯学総合研究科 形成・再建外科学分野教授	

ブックレット新潟大学14　失った体への対応　――移植・人工臓器から再生医療まで――

2003年4月20日　初版第1刷発行

編　者――新潟大学大学院医歯学総合研究科
　　　　　ブックレット新潟大学編集委員会

著　者――高橋　姿・柴田　実　ほか

発行者――竹田　武英

発行所――新潟日報事業社
　　　　〒951-8131　新潟市白山浦2-645-54
　　　　TEL 025-233-2100　　FAX 025-230-1833
　　　　http://www.nnj-net.co.jp

印刷・製本――新高速印刷㈱

©Sugata Takahashi & Minoru Shibata　Printed in Japan　ISBN4-88862-964-1

「ブックレット新潟大学」刊行にあたって

　いろいろな病気や事故で体の働きが悪くなったり、体の一部を失ってしまうことがあります。その結果、見たり、聞いたり、食べたり、飲んだりが不自由になり、移動したり、活動することが制限されてしまいます。これはヒトとしての生活の質（QOL, Quality of Life）が低下した状態です。このようないろいろな障害がある方の生活を改善するために、失った体、失った機能を取り戻す医療が行われています。新潟大学大学院医歯学総合研究科、医学部附属病院では臓器移植、人工臓器、再生医療への取り組みを積極的に行っており、新しい医療の開発・臨床応用に努めています。

　このブックレットが健康増進を通して皆様の生活の質の向上につながりますことを祈念いたします。質の高い健康長寿を目指したいものです。

2003 年 4 月

新潟大学大学院医歯学総合研究科
整形外科学分野
遠　藤　直　人